Dr. Jean-Paul Nowak & Dr. Nguyen Tan Hon · Zeichnungen von Steve Cuzor

Praktische Tipps und Homöopathie für Ihr Kleinkind

Ein unterhaltsamer Leitfaden für werdende und frischgebackene Eltern

Die Autoren sprechen Frau Doktor Martine Capelle ihren aufrichtigen Dank aus:
Ohne ihre wertvollen Hilfestellungen als Ärztin der Kinderheilkunde wäre die Realisierung dieses Werkes nicht möglich gewesen.

ANMERKUNGEN ZUR DEUTSCHSPRACHIGEN AUSGABE

Die folgenden Potenzen sind im deutschsprachigen Raum gängig, beim Großhandel und in manchen Apotheken lagernd und über die DHU (Vertretung in Österreich: Dr. Peithner KG, Wien) in der Regel binnen kürzester Zeit an jede Apotheke lieferbar:

D4, D6, D12, D30, D200
sowie diverse LM-Potenzen.

Die folgenden im Buch erwähnten Mittel sind etwas weniger gängig,
d.h. hier müssen Sie mit etwas längeren Lieferzeiten rechnen:

Bismutum, Naphtalin, Bufo rana, Nux moschata (=Myristica fragans), Cicuta virosa, Plantago (=Plantago major), Dioscorea villosa, Podophyllum (=Podophyllum peltatum), Equisetum, Rheum, Helleborus, Tarantula (=Tarantula hispanica), Muriatic acid (=Acidum muriaticum = Acidum hydrochloricum). Oscilococcinum ist in Österreich nicht erhältlich. Fragen Sie bitte bei den genannten Mitteln Ihren Arzt oder Apotheker nach Alternativen!

Außerdem können niedere Potenzen von auf Mineralien basierenden Arzneien nur in Tablettenform hergestellt werden. Als Globuli sind solche Mittel erst in höheren Potenzen herstellbar.
Dies gilt z.B. für Graphites D4 und Silicea D4. Alternativ können Globuli Silicea D12 bzw. Graphites D12 genommen werden. Sepia D6 ist nur als Tabletten oder Dilution lieferbar. Alternativ können Sepia D12 Globuli verwendet werden.

Bitte beachten Sie, daß Hochpotenzen (ab D30) in die Hand eines erfahrenen Arztes gehören. Die Konsultation eines homöopathischen Arztes wird bei allen auftretenden Fragen bzw. Unsicherheiten in jedem Fall empfohlen.

ISBN 3-85068-559-4

2. Auflage 2005

Ennsthaler Ges.m.b.H. & Co KG, 4400 Steyr, Österreich
Satz, Reprografie und Umschlaggestaltung: bleifrei · cross media production · steyr
Übersetzung: Anette Plank, Österreich
Fachlektorat: Maria Spernbauer, Hebamme; Dr. med. Heidi Traninger und Horst Sellner, Heilpraktiker
Titel der französischen Originalausgabe: „Homéopratique Bébé – Savoir soigner Bébé en douceur“

Inhaltsverzeichnis

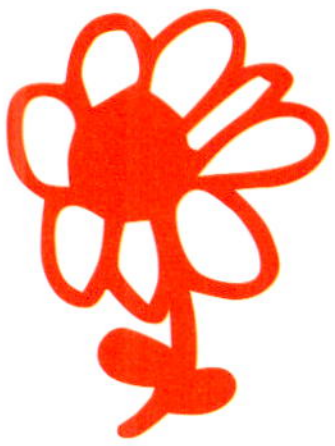

Guten Tag!

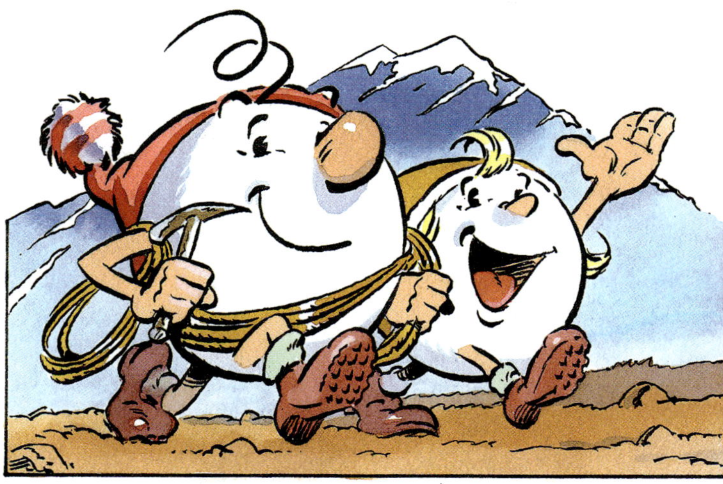

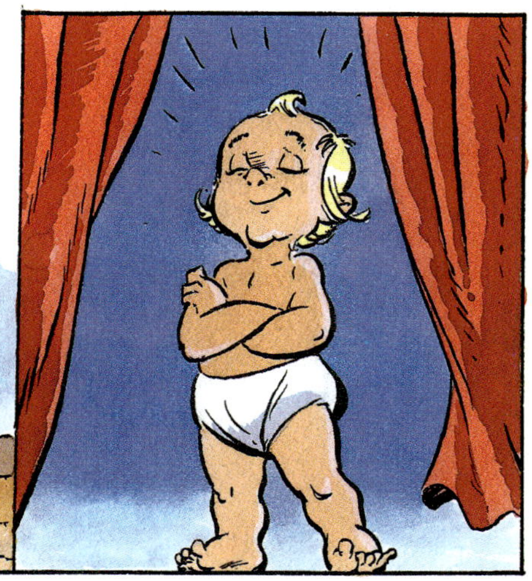

Es hat lange gedauert, um zu Ihnen zurückzukehren ...
Wir mußten die Alpen überqueren; und endlich, dank Österreich und dem Verleger Ennsthaler sind wir nun hier!

Jetzt aber müssen wir für den eigentlichen Star Platz machen: „Baby“!

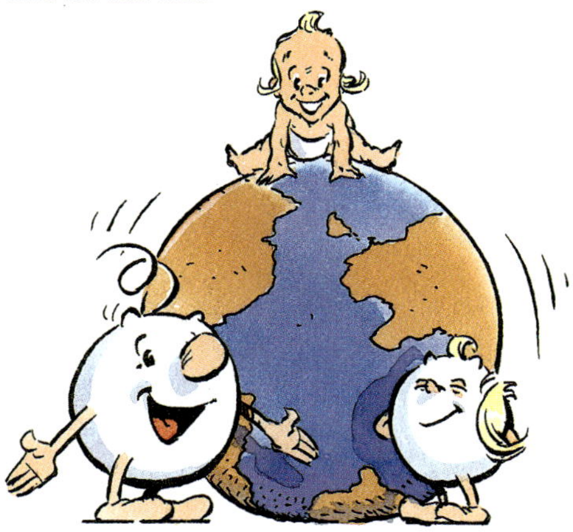

Es ist ein einzigartiges Wesen. Dank Ihnen ist es gerade auf die Welt gekommen. Es scheint sehr zerbrechlich zu sein, aber haben Sie keine Angst ...
Es ist nicht das erste Baby, das auf unsere Welt kommt.

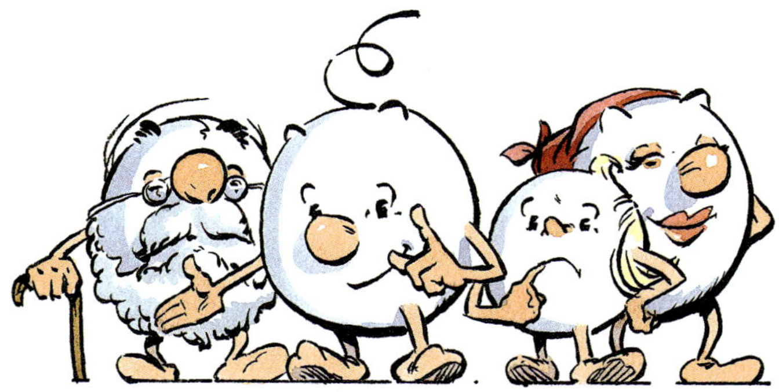

Holen Sie sich Rat aus ihrer Umgebung. Ihre Großmutter, Ihre Mutter, Ihre Tanten und Ihre Freundinnen werden sich freuen, Ihnen helfen zu dürfen.

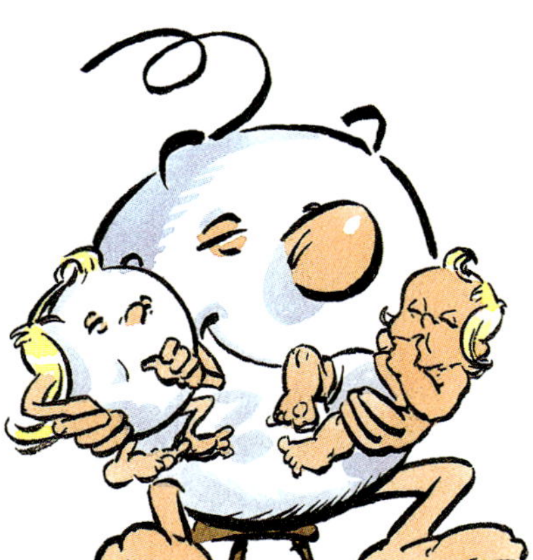

Mit ein wenig gesundem Menschenverstand und dem, was wir Ihnen hier beibringen, werden Sie sich bestens um Ihr Baby kümmern können.
Gemeinsam werden wir es versorgen!

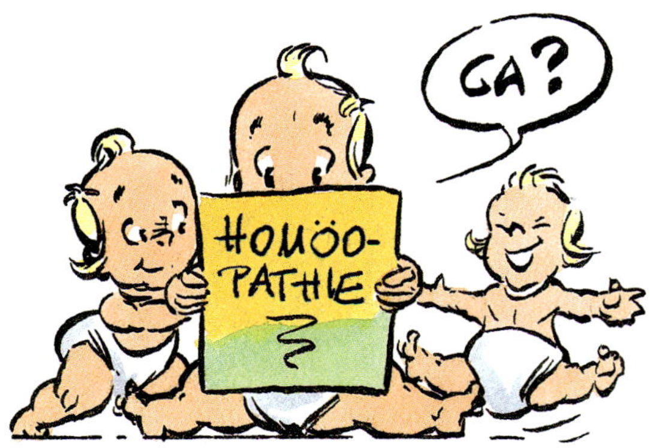

Wir wünschen Ihnen dabei viel Erfolg und Ihrem Baby viel Gesundheit!

Zur besseren Auswahl eines Arzneimittels (die beschriebenen Symptome sollten jenen Ihres Babys möglichst ähnlich sein) schlagen Sie im Index auf S. 62 nach. Beachten Sie außerdem sämtliche Stellen, an denen die Arzneimittel zitiert werden, und lesen Sie dazu die entsprechenden Seiten. Beachten Sie unbedingt Seite 29: „Anwendung der Arzneimittel“.

Das Leben vor dem Leben

Die Echographie und andere Techniken haben neue Erkenntnisse über das Leben im Uterus gebracht. Schon bald verfügt das Baby in Ihrem Bauch über ein besonderes Wahrnehmungsvermögen. Anfänglich sind es Reflexe, wobei ein Reiz eine oder mehrere Reaktionen auslöst. Im Zusammenhang mit der Entwicklung seines Nervensystems (Gehirn, Rückenmark) zeigt es später ein angepaßtes und autonomes Verhalten.

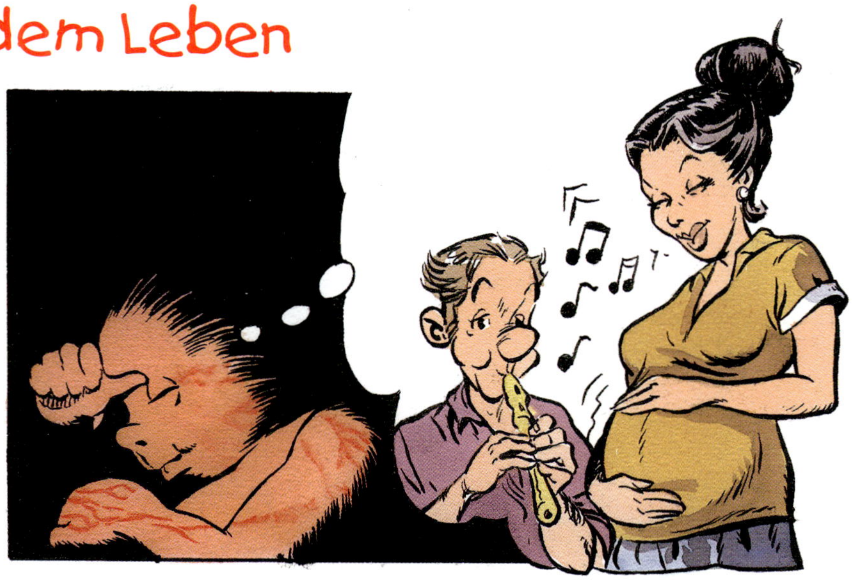

Ab einem Alter von 3 Monaten ist das Verhalten Ihres Babys schon recht komplex: plötzliche Sprünge, Bewegungen des Rumpfes, der Arme, Beine, des Kopfes, Schluckauf, (Daumen-)Saugen, Schlucken, Gähnen. Dies hängt mit der Entwicklung des Gehirns und den Wahrnehmungen des Babys von der Außenwelt zusammen.

Das Baby hört ab der 27. Lebenswoche. Es reagiert auf Töne, nähert und entfernt sich von der Tonquelle. Mit der Haut spürt es jedoch mehr, als es mit den Ohren hören kann. Durch den ganzen Körper seiner Mutter nimmt es deren Stimme wahr. Wenn sie singt, sind die hohen Töne abgeschwächt, die tiefen jedoch dringen durch und lassen den ganzen Körper des Babys vibrieren, wie eine Streicheleinheit. Das Baby hört auch die Stimme seines Vaters durch den Bauch der Mutter. Es hört diese sogar besser als jene der Mutter. Das Baby wird daher später den Unterschied zwischen dieser Stimme („sein" Vater) und jeder anderen Stimme erkennen.

Jede Aufregung der Mutter wird durch die Hormone auf das Baby übertragen: der Puls des Babys beschleunigt sich, es wird unruhig, es „erlebt" sozusagen diese Erregung gleichzeitig mit seiner Mutter.

Die Haut des Babys ist in Kontakt mit dem Körper seiner Mutter. Jede Bewegung, jede neue Stellung, der Gang der Mutter ... reiben, massieren den Rücken des Babys, das mit Bewegungen und Positionsveränderungen reagiert. Diese Kommunikationsmethode mit dem Foetus nennt man Haptonomie.

Das Baby riecht: ein angenehmer oder ein unangenehmer Geruch verursacht ebenfalls Positionsveränderungen oder Veränderungen des Herzrhythmus. Es kann auch sehen, wenn beispielsweise Licht auf den Bauch der Mutter projiziert wird.

Das Fruchtwasser beinhaltet Zucker, Salz, ein wenig Zitronensäure, Proteine, Milchsäure; (es ähnelt dem Joghurt!). Es ist auch parfümiert: Die Mutter erfüllt es mit ihren Duftstoffen, ihren Parfums, Feld und Waldgerüchen, den Nahrungsmitteln, die sie zu sich nimmt, dem Mann ihres Lebens. Das Baby badet in dieser Flüssigkeit, trinkt sie (3 bis 4 Liter pro Tag). Es ist erfüllt von diesen Gerüchen. Später wird es sich daran zurückerinnern.

Die Nervenzentren des Babys funktionieren noch nicht wie die unseren. Sein Bewußtsein wird durch sämtliche Wahrnehmungen, die es erreichen, geprägt. Dies wiederum fördert die Verbindung der Nervenzellen des Babys und die Entwicklung seines Gehirns.

In der 26. Woche unterscheiden sich die Babys bereits voneinander. Die einen zappeln herum, und die anderen verhalten sich eher ruhig. Sie können aber schon alle träumen. Das Baby hat ein Gedächtnis, das im besonderen auf Reaktionen basiert, die im Zusammenhang mit dem Gefallen und dem Nicht-Gefallen stehen. Diese entstehen wiederum aus den Verbindungen zur Mutter und deren Interaktion mit dem Baby. Das Baby erlebt seine Erinnerungen wieder, mischt sie mit seinen Vorstellungen und durchlebt sie in seinen Träumen.

Im 7. Monat hat das Baby bereits all seine Organe (das Gehirn eingeschlossen). Es ist zu Emotionen und zur Kommunikation mit der Außenwelt fähig und kann auch träumen. Es hat die Fähigkeit, eine fremde Sprache zu verstehen und sich diese auch zu merken.

Etwa ab dem neunten Monat handelt das Baby eigenständig und ergreift die Initiative für sein Verhalten; es ist autonom. Es bewegt sich, wenn die Mutter ruhig ist, und weckt diese auf, wenn sie schläft. Das ist (bereits) der Beginn der Trennung!

Das „Klima" während der Schwangerschaft beeinflußt demnach das Verhalten des Babys bei seiner Geburt: es hatte in Ihrem Bauch sein „Leben vor dem Leben".

Ein Baby ist daher ein sensibles Wesen. Es kommt also nicht als unbeschriebenes Blatt zur Welt, sondern mit den Kenntnissen aus seinem Leben im Uterus, die bewirken, daß Ihr Baby „Ihr" Baby ist, mit seinen Vorzügen, seinem Geschmack und seinem Charakter.

Die Heimkehr

Dieser Moment ist immer schwierig: Gemeinsam müssen Sie zahlreiche Probleme überwinden.

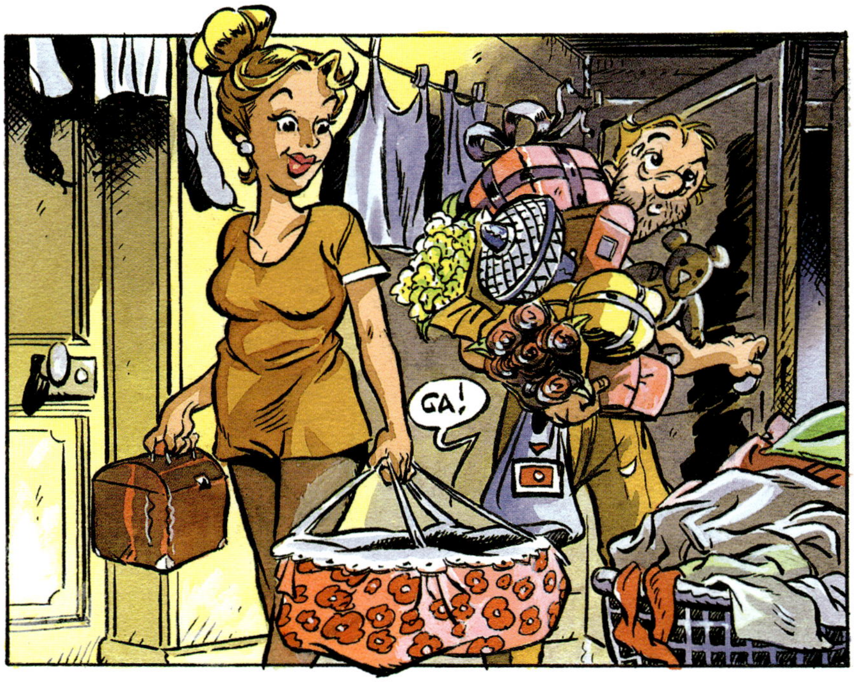

Es empfiehlt sich, nicht mehr zur Arbeit zu gehen. Erholen Sie sich lieber von der Entbindung und machen Sie sich mit Ihrem Baby vertraut.

Normalerweise werden Sie am 4. oder 5. Tag nach der Geburt aus dem Krankenhaus entlassen. Von diesem Zeitpunkt an übernehmen Sie die volle Verantwortung für Ihr Baby. Wenn es Ihr erstes Kind ist, steht Ihnen eines der schönsten Abenteuer des Lebens bevor: der Aufbruch Ihres Babys ins Leben. Das ist gar nicht so schwer: der gesunde Menschenverstand reicht aus, und Sie können sich von Ihrem Ehemann, Ihrer Familie, Ihrem Kinderarzt und von zahlreichen Büchern (dieses hier miteingeschlossen) helfen lassen.

Nach der Entbindung können gynäkologische Probleme, Probleme zu Hause, sexuelle Probleme und die sogenannte „Wochenbettdepression“ auftreten. Sprechen Sie mit Ihrem Arzt!

Das Baby bekommt in der Nacht seine Mahlzeiten: siehe Kapitel „die Stillzeit“, S. 8. Am 7. Tag kann es zu einem Nachlassen des Milchflusses kommen. Es reicht, den zweiten Milchfluß abzuwarten.

Das ältere Kind kann auf das Baby eifersüchtig sein. Es wird versuchen, Ihre Aufmerksamkeit auf sich zu lenken, besonders während der Stillzeit. Es kann sein, daß es sich Ihnen gegenüber aggressiv verhält und bereits Erlerntes vergißt. Die Eifersuchtskrise kann sofort ausbrechen, oder aber erst mehrere Monate nach der Geburt. Helfen Sie Ihrem Kind, die Ankunft des Babys zu akzeptieren.

Erklären Sie Ihrem Kind während der Schwangerschaft, daß Sie sein kleines Geschwisterchen in Ihrem Bauch erwarten, und lassen Sie es am Heranwachsen des Babys, an der Geburtsvorbereitung und an den Vorbereitungen zu Hause teilhaben.

Das eifersüchtige Kind ist nicht böse, vielmehr leidet es! Bringen Sie ihm Verständnis entgegen! Es hat keinen Sinn, das Kind auszuschimpfen oder ihm ein Liebesverhalten aufzuzwingen. Der Grund für die Eifersucht ist Frustration: jemand verdrängt das Kind von seiner privilegierten Stellung, die es zuvor bei der Mutter hatte.

Während dieser Zeit sollte der Vater mehr Verantwortung für das ältere Kind übernehmen.

Bringen Sie Ihrem älteren Kind besondere Aufmerksamkeit entgegen, damit es sich nicht verlassen fühlt.

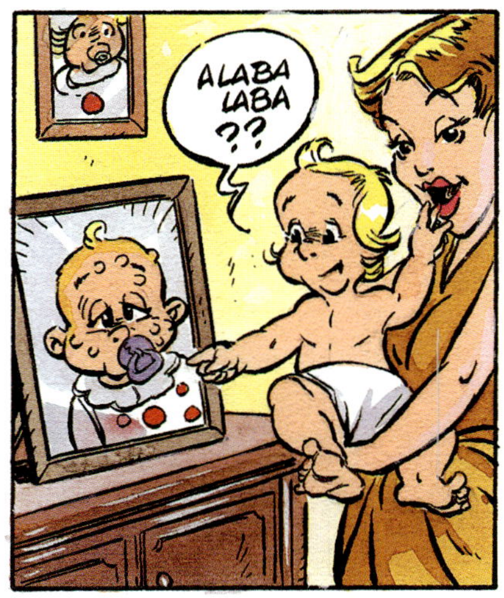

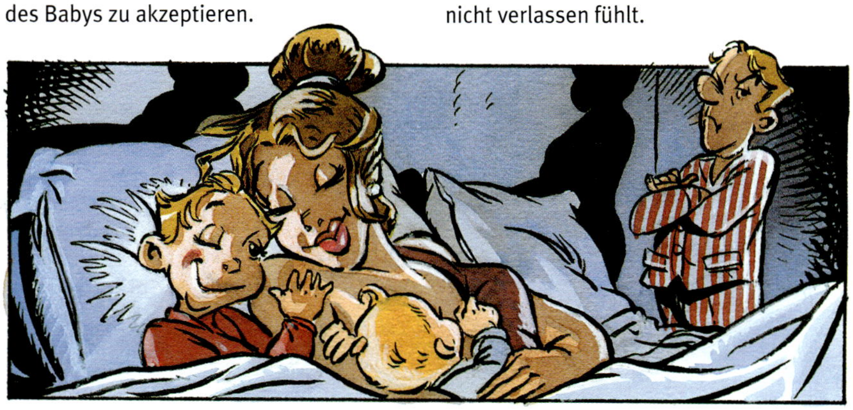

Das Baby hat Pickel im Gesicht! Man nennt dies „Babyakne“. Dies ist eine Reaktion der Haut auf den veränderten Hormonhaushalt der Mutter, wie bei einer Mammitis (Anschwellung der Brustdrüsen) bei kleinen Buben oder der Vorregel kleiner Mädchen. Dieses Problem verschwindet von selbst bzw. kann durch lokale Pflege beseitigt werden.

Das Baby schielt stark! Bis zum vierten oder fünften Monat ist das normal.

Babys Augen hören nicht auf zu tränen! Ein Tränenkanal ist verstopft. Dieser wird sich erst um den dritten oder vierten Monat öffnen. Wenn nicht, gehen Sie zu einem Arzt!

Was tun, wenn Ihr Baby weint? Es weinen lassen? Es liebkosen oder wiegen? Folgen Sie Ihrem Instinkt! In diesem Alter hat das Baby dafür einen Grund: Hunger, Bauchkrämpfe, oder es möchte einfach geschaukelt werden ... Manche Babys weinen gegen Abend ohne jeden feststellbaren Grund; in diesem Fall lassen Sie es einfach weinen. Mit der Zeit wird Ihnen das Kind vertrauter und Sie können sein Weinen besser deuten.

Das Baby weint auch in der Nacht! Es beginnt ab dem zweiten Monat durchzuschlafen. Vollgestillte Babys schlafen meist noch nicht durch.

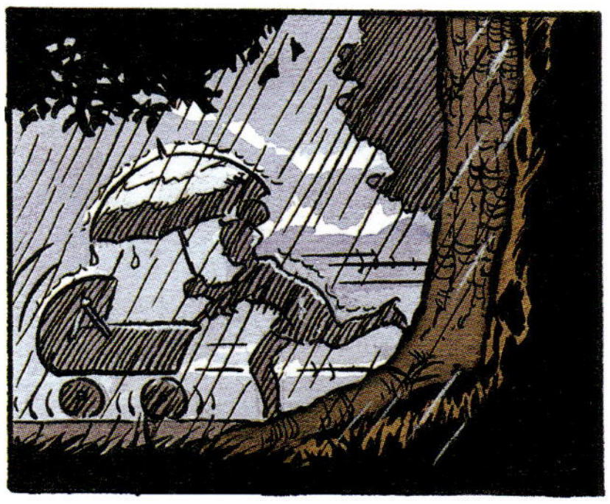

Kann ich mit dem Baby bei Schönwetter ins Freie gehen? Sogar bei Schlechtwetter können Sie mit Ihrem Baby spazieren gehen. Es genügt, wenn Sie es zudecken. Im Kinderwagen bzw. in einer Rücken- oder Bauchtrage wird ihm nicht kalt werden, und es wird zufrieden sein.

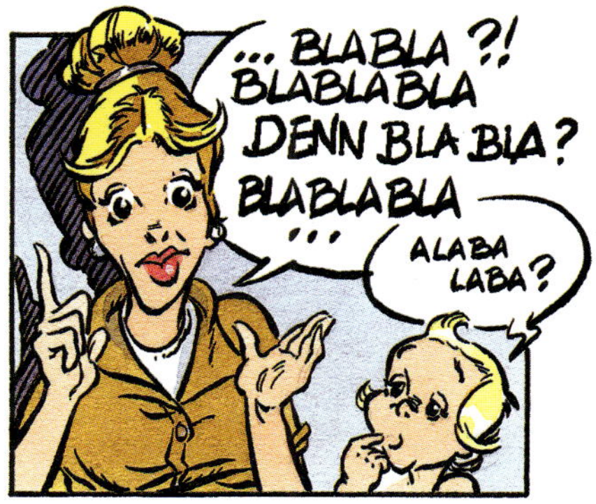

Es ist schon einen Monat alt! Die Erstuntersuchung naht! Bis zum Alter von einem halben Jahr gibt es jeden Monat eine Untersuchung. Hierbei haben Sie Gelegenheit, alle Fragen zu stellen, die Ihnen durch den Kopf gehen, und Sie können diese mit Ihrem Kinderarzt besprechen.

Die Entwicklung des Babys

Alle Gegenstände dienen Ihrem Baby als Informationsquelle. Jedes Baby hat sein eigenes Entwicklungspotential. Einige können schon recht bald aufrecht sitzen; andere wiederum sind beim Sprechen und Spielen ihrer Zeit voraus.

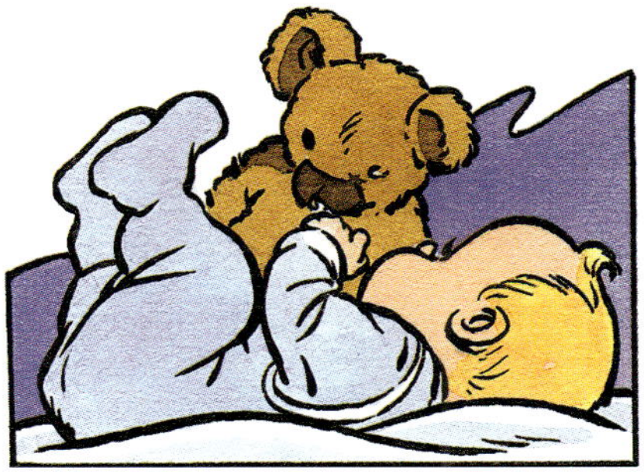

Anfangs hat das Baby angewinkelte Arme und Beine und macht eine Faust. Seine Gliedmaßen sind sehr kräftig. Im Gegensatz dazu ist die Spannkraft des Kopf- und Rückenbereiches sehr schwach.

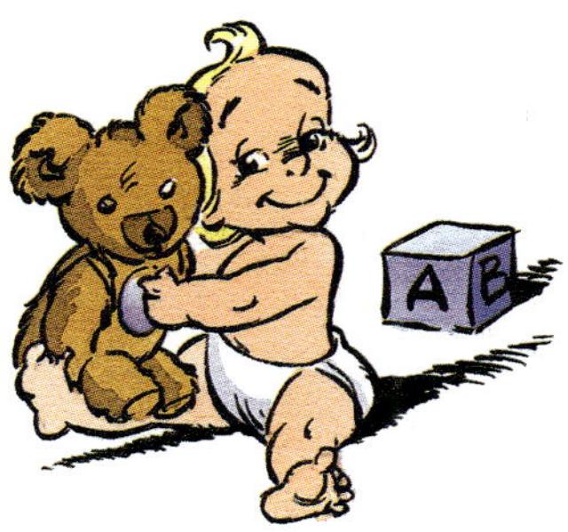

Langsam verschwindet der „Babyspeck" an den Gliedmaßen und deren Spannkraft nimmt ab. Jene des Kopf- und Rückenbereiches nimmt zu, was dem Baby ermöglicht, seinen Kopf zu halten und sich später aufzusetzen.

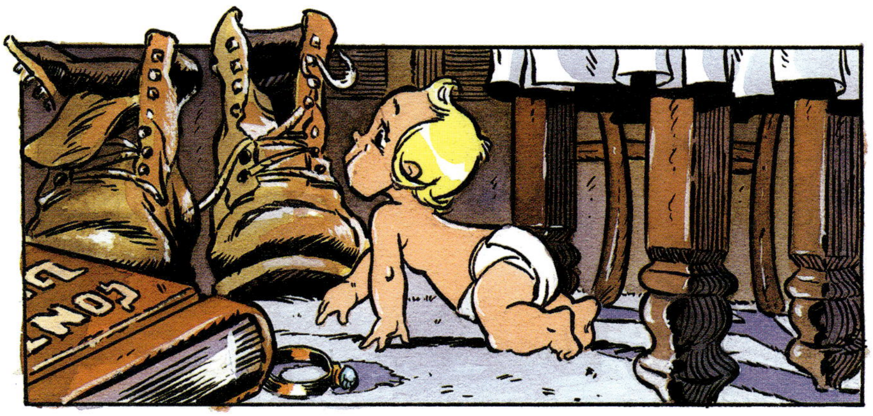

Schritt für Schritt lernt das Baby zu laufen und sich ganz alleine „durchzuschlagen".

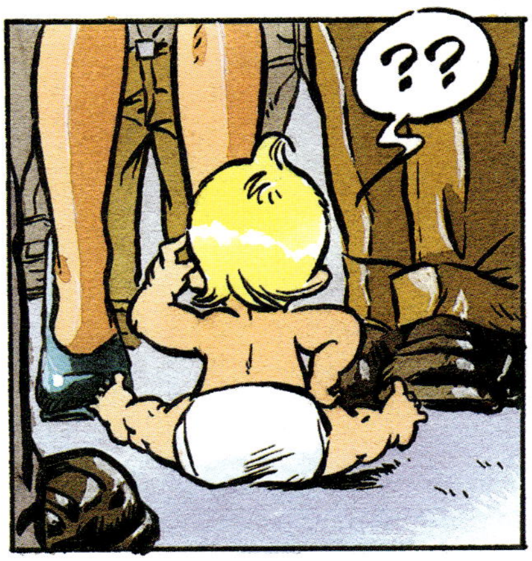

Gleichzeitig entdeckt das Baby seine Umgebung: Mutter, Vater, Geschwister, aber auch die Großeltern sowie die Onkeln und Tanten. Als Mutter werden Sie dem Baby beibringen, diese Personen wieder zu erkennen, und Sie lassen es die Zuneigung spüren, die Sie für all diese Menschen empfinden.
Sehr bald entdeckt das Baby seinen Wohnort und die Gegenstände, die es umgeben. Zunächst tut es dies passiv, indem es sie betrachtet, und später greift es immer gezielter danach.

Wenn sich das Baby fortbewegt, erkundet es seine ganze Umgebung. Es unterscheidet ebenfalls die vertraute von der nicht vertrauten Umgebung. Gleichzeitig beginnt das Baby zu plauschen, und es gibt immer eindeutigere Laute von sich, um sich verständlich zu machen. Mit etwa einem Jahr hat es eine eigene bildhafte und mit besonderen Lauten versehene Ausdrucksweise entwickelt.

Einige Anhaltspunkte:
Das 1. Lebensjahr ist gekennzeichnet durch
- die Entwicklung der Körperkräfte
- das Ergreifen von Gegenständen
- die Entwicklung einer eigenen Sprache
- das Wiedererkennen der Leute, die es umgeben und deren Unterscheidung

Das 2. Lebensjahr ist gekennzeichnet durch
- den Spracherwerb
- das Reinwerden

Die Stillzeit

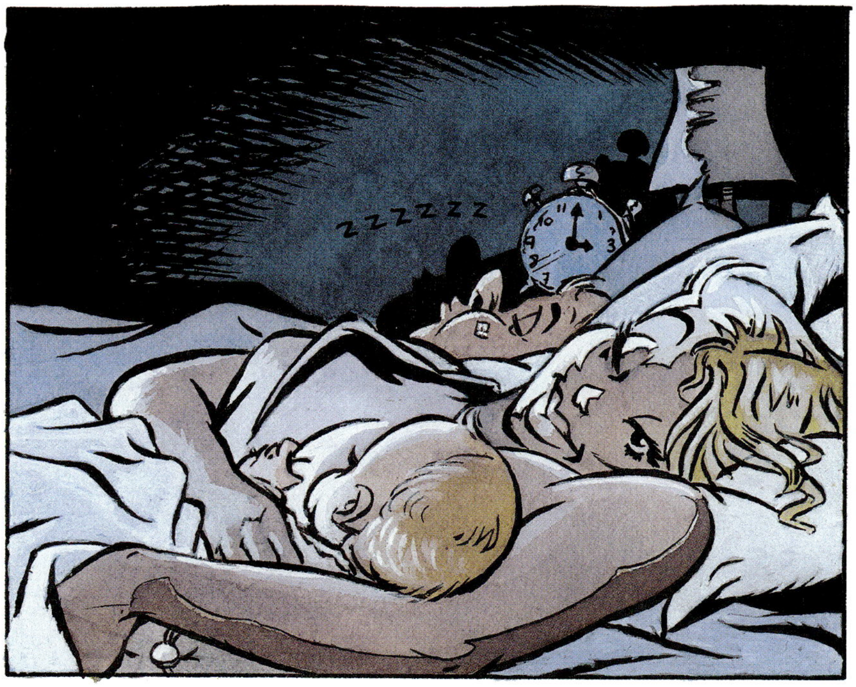

Die Muttermilch entspricht sicherlich am besten den Ansprüchen des Babys. Ihre ideale Zusammensetzung erlaubt außerdem die Zufuhr von Antikörpern. Aber auch Ihr Wunsch, das Baby zu stillen, ist ein wichtiger Faktor. Wir werden noch darauf zurückkommen.

Die Organisation „Stillfreundliches Krankenhaus" (Anm.: Information stammt vom Bundesministerium für Arbeit, Gesundheit und Soziales; engl.: „Babyfriendly Hospital Initiativ" (BFHI)) hat (mit Zustimmung der WHO) die folgenden Empfehlungen formuliert:

- Wichtig ist, die Frauen über die Vorteile des Stillens zu informieren. Für das Baby ist die Muttermilch jenes Nahrungsmittel, das am besten auf seine Bedürfnisse abgestimmt ist: Ihre Zusammensetzung, die sich von einer Mutter zur anderen, von einem Kind zum nächsten, von einem Moment zum anderen ändert, beinhaltet stets sämtliche unerläßlichen Nährstoffe zur optimalen Entwicklung des Kindes.
  Durch die Muttermilch werden Infektionskrankheiten des Babys vermieden und seine Abwehrkräfte gestärkt.
  Die WHO und UNICEF empfehlen, in den ersten 4 – 6 Lebensmonaten ausschließlich zu stillen und danach, bis zu einem Alter von 2 Jahren oder mehr, die Nahrung anderweitig zu ergänzen.
  Das Stillen begünstigt die Rückbildung der Gebärmutter, verhindert Anämie, schützt vor Brust- und Eierstockkrebs.
  Das Stillen baut eine einzigartige Mutter-Kind-Beziehung auf, die wichtige psychologische Vorteile hat.
  Das Stillen hilft einerseits der Familie beim Sparen (Ankauf von Milch, Ausrüstung, Kocher, Sterilisation) und andererseits dient es der Gesellschaft (Medikamentenkosten aufgrund von Krankheiten, die durch Ernährung mit dem Fläschchen entstanden sind).
- Bereits in der ersten halben Stunde nach der Geburt sollte den Müttern beim Stillen geholfen werden. Die Suchreflexe (nach der Brustwarze) und die Saugreflexe dauern längstens bis 2 Stunden nach der Geburt an. Es ist wichtig, daß das Baby mit der Mutter in Kontakt bleibt (auf ihrem Bauch).
- Die Mütter sollten zum Stillen Hilfestellungen bekommen und die Milchproduktion soll aufrecht erhalten werden, auch wenn die Mütter von ihren Babys getrennt sind. Die Milchproduktion nach der Geburt ist an Faktoren gebunden, die nicht mit dem Willen der Mutter in Zusammenhang stehen, jedoch mit der wirkungsvollen Stimulation der Brustwarze. Daher ist es wichtig, das Baby nur bei Meldung anzulegen, damit sich die Milchproduktion an seine Bedürfnisse anpassen kann. Damit das Baby optimal saugen kann, muß es mit dem Mund auch weitgehend den Warzenhof umschließen. Kann es nur die Brustwarze erreichen, besteht die Gefahr von Rissen und Schrunden. Die richtige Position erlaubt dem Baby ein bequemes Saugen und Schlucken.
- Dem Baby soll kein anderes Nahrungsmittel oder Getränk als die Muttermilch gegeben werden (außer bei ärztlicher Anweisung). Das Baby braucht nur die Milch seiner Mutter (Vormilch in den ersten Stunden). Die Verwendung anderer Nahrungsmittel (Wasser, Ersatzmilch, Glukose) stört die Anpassung des Verdauungssystems und der Nieren. Ersatznahrungsmittel beeinträchtigen ebenfalls die Milchproduktion, zumal die Milchdrüse weniger beansprucht und angeregt wird, was die Milchproduktion verringert.
- Das Baby soll Tag und Nacht bei seiner Mutter gelassen werden, da ihre Anwesenheit auf das Baby stimulierend wirkt. Auf diese Weise kann das Baby viel leichter seinen Hunger bekanntgeben, und die Mutter kann schneller und effizienter reagieren.
- Bei Meldung des Babys sollte die Mutter zum Stillen ermutigt werden. Man soll weder die Dauer noch die Häufigkeit der Säuglingsmahlzeiten (8 bis 12 Mal in 24 Stunden laut WHO) limitieren. Zwischen den Mahlzeiten muß keine Minimalgrenze eingehalten werden (es sei denn, das Baby hat Blähungen, dann sollte eine Pause von ca. einer Stunde sein).
- Einem Baby, das gestillt wird, sollte kein Schnuller oder Ähnliches gegeben werden. Der verfrühte Gebrauch von Schnullern kann auf das Baby störend wirken. Die entstehende Verwirrung kann das Stillen erschweren (das Baby verweigert das Trinken, oder es trinkt schlecht).
- Das Stillen liegt im Kompetenzbereich der Mütter. Diese sollten auch andere Mütter dazu ermutigen. Die Kliniken dürfen nicht kostenlos Präparate für Säuglinge verteilen. Es ist erwiesen, daß die aggressiven, kommerziellen Praktiken das Stillen der Mütter in Gefahr bringen.

Die Säuglingsmahlzeit

- Die Dauer der Mahlzeit ist von Baby zu Baby verschieden. Einige hungrige Babys haben es recht eilig und sind daher schnell satt. Lassen Sie es zwischendurch einmal aufstoßen. Durch diese Maßnahme kann das Baby seine Mahlzeit danach fortsetzen. Eine Säuglingsmahlzeit dauert 20 bis 30 Minuten, überzeugen Sie sich jedoch davon, daß Ihr Baby auch richtig trinkt, indem es die gesamte Brustwarze umschließt, und erlauben Sie ihm nicht, nur damit zu spielen.

- Genießen Sie es, wenn Ihr Baby nachts nicht aufwacht!

- Nach der Mahlzeit macht das Baby ein Bäuerchen. Verschiedene Positionen erleichtern dies: vertikal, den Rücken stützend; aufrecht sitzend und den Rücken klopfend. Manchmal stoßt das Baby nicht auf. In diesem Fall können Sie es ruhig wieder ins Bettchen legen, jedoch in Seitenlage.

- Geben Sie die Brüste nacheinander, oder geben Sie zunächst die eine und bei der nächsten Mahlzeit die andere. Bei der letzten Mahlzeit am Tag sollten Sie jedenfalls beide Brüste geben.

Fragen

Soll ich das Baby vor und nach der Mahlzeit abwiegen?
Es ist nicht notwendig, eine Waage auszuleihen, außer es beruhigt Sie. Wiegen Sie es in diesem Fall einmal pro Woche.

Ist es notwendig, Vitamin D zu geben?
Die Muttermilch beinhaltet alle wichtigen Vitamine. In lichtarmen Zeiten und Gegenden können Vitamin-D-Gaben hilfreich sein.

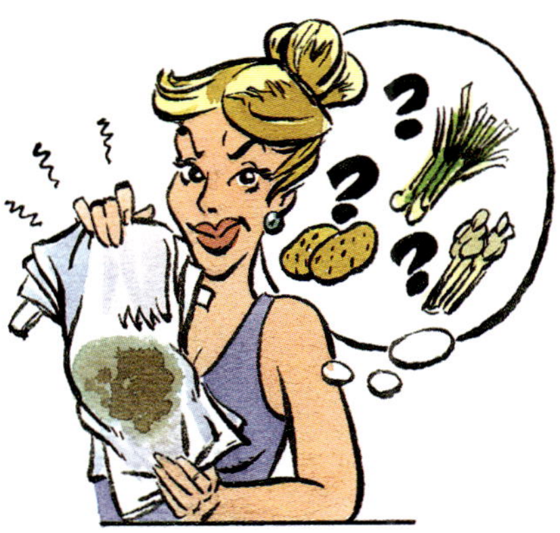

Muß ich eine spezielle Diät halten?
Nehmen Sie eine ausgewogene Kost zu sich, die reich an Milchprodukten ist. Vermeiden Sie anfangs Zitrusfrüchte und Rohkost, da diese beim Baby Durchfall verursachen können. Wenn es verstopft ist, können Sie diese Dinge getrost essen. Bei normalem Stuhl können Sie eine Zitrusfrucht essen, aber warten Sie, bis das Baby mindestens 15 Tage alt ist.

Kann ich Nahrungsmittel wie Kohl oder Spargel zu mir nehmen? Das scheint der Milch einen besonderen Geschmack zu geben.

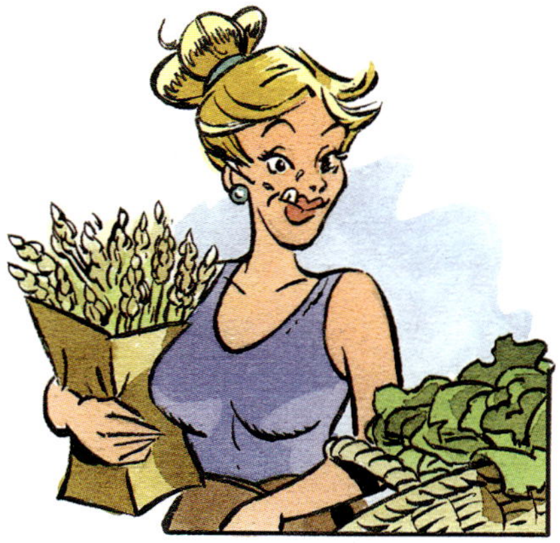

Das ist durchaus möglich. Das Baby wird sich an verschiedene Geschmacksrichtungen gewöhnen.

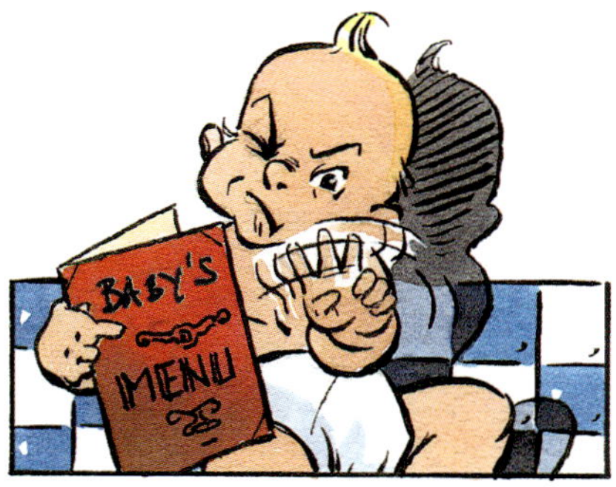

Ist meine Milch in Ordnung?
Ja, seien Sie unbesorgt.
Sie ist immer in Ordnung, aber es können Mengenprobleme auftreten.

Wie stelle ich das fest?
Verlassen Sie sich nur auf Ihr Baby! Es wird nach jeder Mahlzeit schreien oder nach mehr Mahlzeiten verlangen.

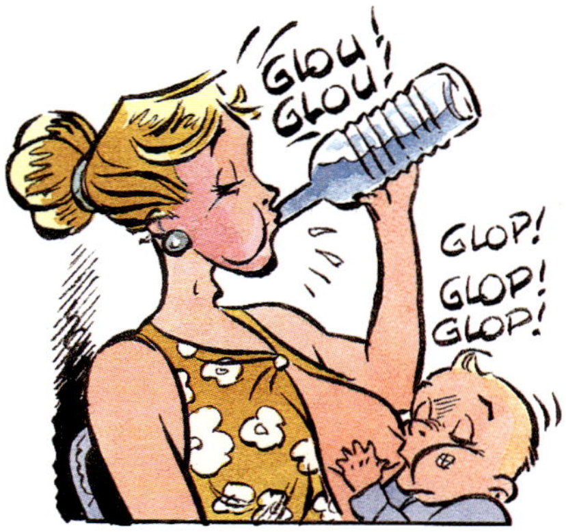

Was kann ich also tun?
Trinken Sie viel und versuchen Sie sich zu erholen, denn Müdigkeit und Sorgen können den Milchfluß verringern.

Und wenn ich wirklich nicht genug Milch habe?

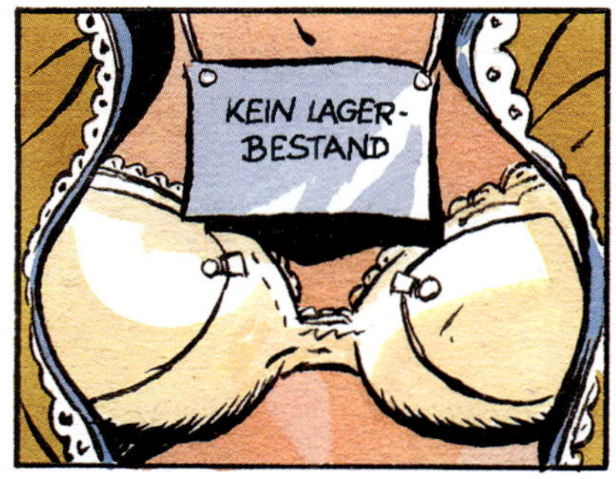

Der Milchfluß kann vorübergehend sinken, aber nach 24 oder 48 Stunden kann alles schon wieder in Ordnung sein.

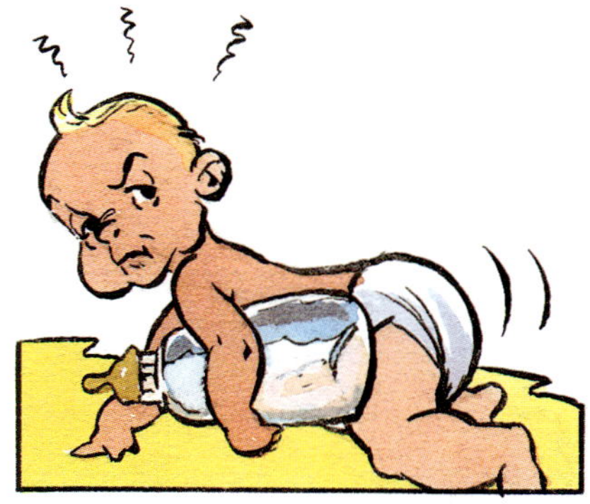

Versuchen Sie die Anzahl der Mahlzeiten zu erhöhen, um damit die Milchdrüsen anzuregen. Geben Sie kein Fläschchen, denn das Sinken des Milchflusses kann sich verstärken, und es besteht die Gefahr, daß Ihr Baby sich daran gewöhnt. Zögern Sie jedoch nicht, es trotzdem zu tun, wenn Sie sehr müde sind (hypoallergene Milch: Ziegen- Schaf- oder Sojamilch)
Kleine Hilfsmittel: Bier, Lactagogum, Milchbildungstees.

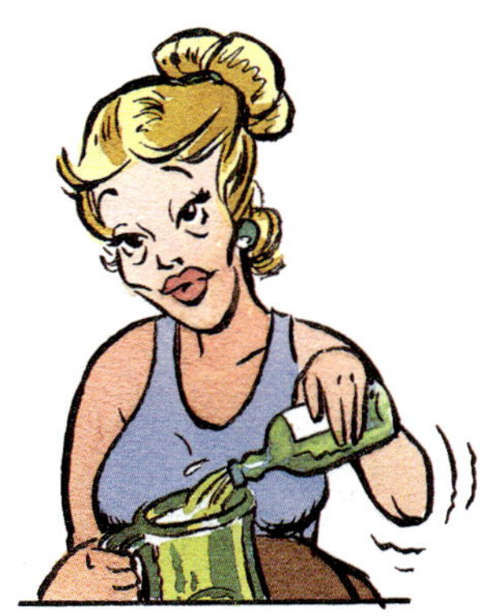

Manchmal habe ich den Eindruck, daß meine Milch ganz durchsichtig ist.
Im Verlauf des Tages verändert sich die Milch ständig. Von einer Mahlzeit zur nächsten hat sie eine andere Zusammensetzung. Das ist normal, und das Baby wird immer alles bekommen, was es braucht.

Die Stillzeit (Fortsetzung)

Mein Baby hat nur einen Stuhlgang pro Tag. Ich dachte, daß nach jeder Mahlzeit die Windel voll ist?

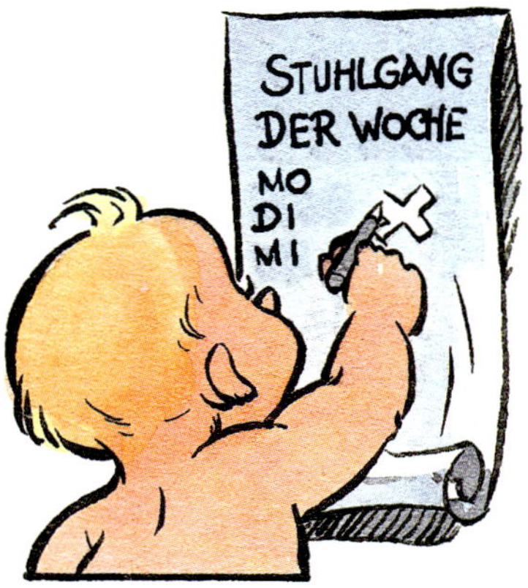
STUHLGANG DER WOCHE
MO
DI
MI

Meistens kommt es nach jeder Mahlzeit zu einem Stuhlgang. Manchmal auch währenddessen: explosiv, ziemlich flüssig, goldgelb und manchmal grünlich. Manche Babys haben nur einen flüssigen Stuhlgang pro Tag; andere wiederum haben nur alle 2 bis 3 Tage einen Stuhlgang (siehe S. 34, „Verstopfung")

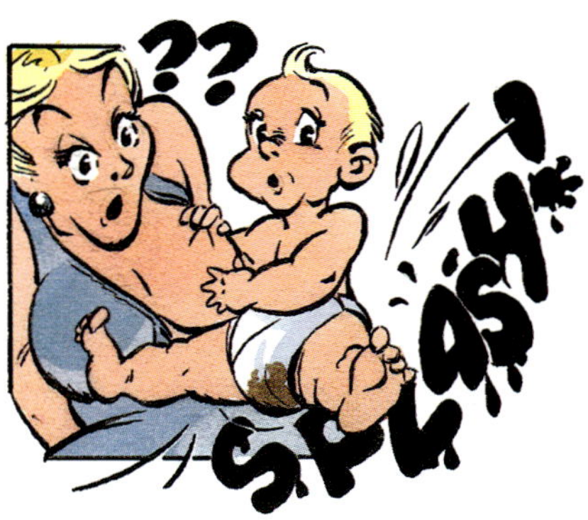

Wann soll ich dem Baby die Windeln wechseln, vor oder nach der Mahlzeit?
Eher danach, wenn das Baby dazu neigt, nach der Mahlzeit Stuhlgang zu haben. Manchmal zwischendurch, wenn das Baby während der Mahlzeit einschläft.

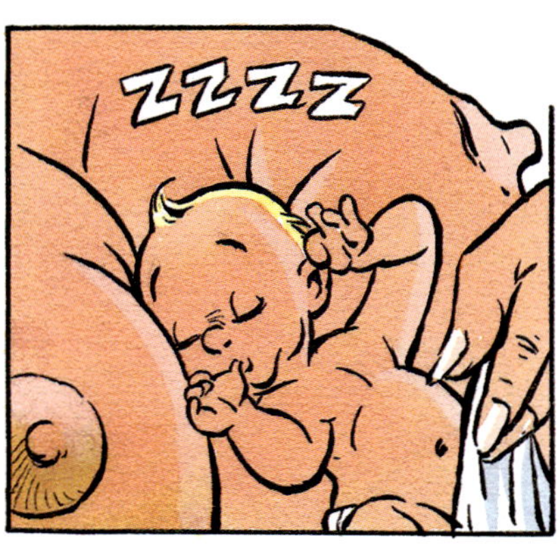

Nach jeder Mahlzeit, oder auch später, hat das Baby Schluckauf!
Das ist nicht so schlimm. Das trifft oft auch auf gierige Babys zu, die sich auf die Mutterbrust stürzen. Lassen Sie es noch ein bißchen trinken und der Schluckauf wird von alleine vorübergehen.

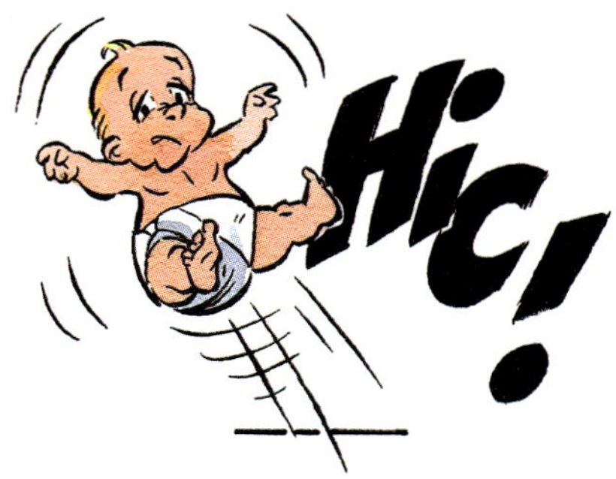
HIC!

Mache ich mir mit dem Stillen meine Brüste kaputt?
Nein, das ist ein Irrglaube!

Ich habe keine Lust zu stillen. Bin ich deshalb eine schlechte Mutter?
Es ist besser, wenn sie entspannt sind beim Fläschchengeben und glücklich, das Baby in den Armen zu halten, als Sie geben die Brust mit Zwang, und Sie fühlen sich dabei nicht wohl in Ihrer Haut.

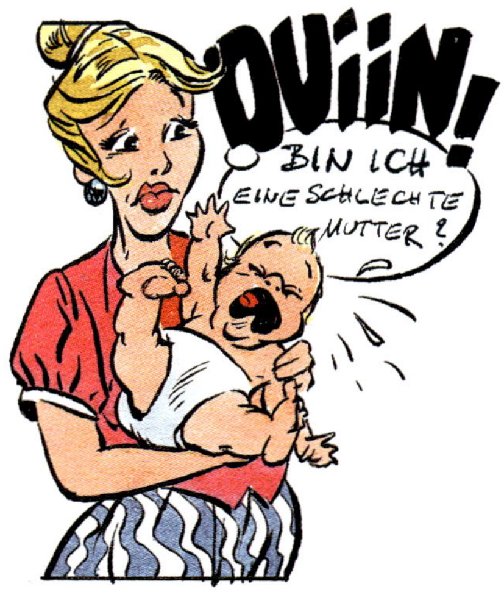
OUIIN!
BIN ICH EINE SCHLECHTE MUTTER?

Ich bin beunruhigt: nach jeder Mahlzeit krümmt und windet sich mein Baby. Dabei schreit es ständig. Hat es Bauchweh?
Ja, das sind Blähungen.
Das kommt häufig vor, besonders dann, wenn das Baby gierig ist und sich auf die Mutterbrust stürzt. Unterbrechen Sie den Stillvorgang und bemühen Sie sich um ein Bäuerchen, indem Sie eventuell seine Position verändern. (Siehe „Das Baby hat Bauchweh", S. 36).

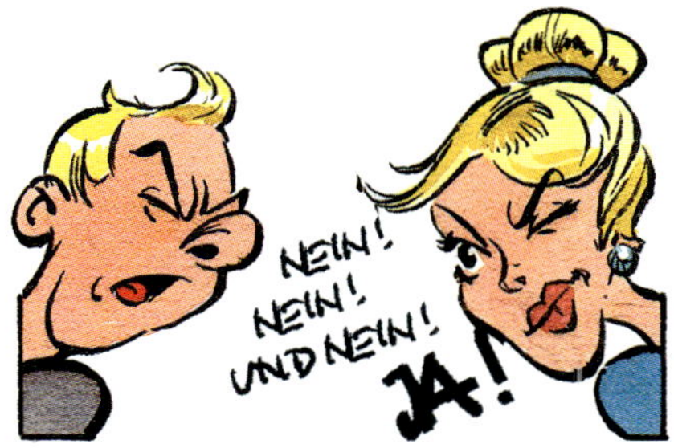
NEIN!
NEIN!
UND NEIN!
JA!

Mein Ehemann will nicht, daß ich stille.
Die Entscheidung darüber liegt bei beiden Elternteilen. Diskutieren Sie mit Ihrem Partner darüber.

Mein Ehemann will, daß ich stille, aber ich habe keine Lust dazu.
Erklären Sie Ihrem Partner, daß Sie sich selber nicht dazu zwingen können. Wichtig ist doch, daß die Mutter beim Stillen entspannt ist, was sich wiederum auf das Baby überträgt.

Kleine Probleme

Die Brust ist zu voll
Warm abduschen

Die Brust wenn möglich leeren, bzw. die überschüssige Milch abpumpen (elektrische Pumpe). Sie können auch eine Tasse Salbeitee (nicht gekocht), Pfefferminz- oder Petersilientee trinken.

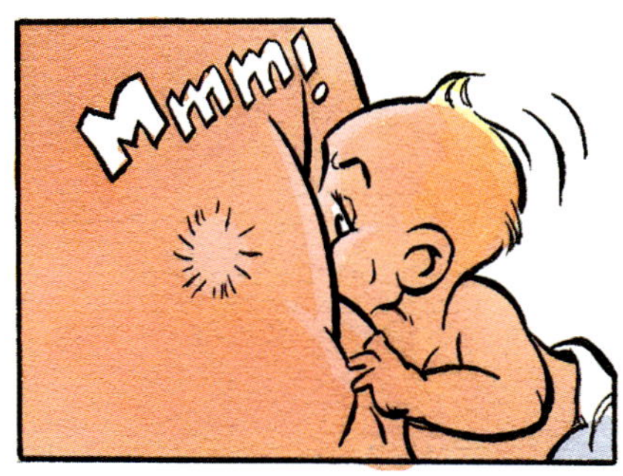

Die Brust ist zu hart.
Das Baby kann nicht saugen
Die Brust ein wenig leeren. Das erleichtert dem Baby das Saugen. Weiters hilft Ihnen auch ein warmer Wickel vor dem Stillen und ein Topfen- oder Kohlwickel (Topfen dünn auftragen, nach einer Stunde abwaschen) nach dem Stillen, sowie Phytolacca D6 und Pulsatilla D6 (3 x 15-20 T. tgl. am Nachmittag).

Risse und Schrunden in der Brustwarze

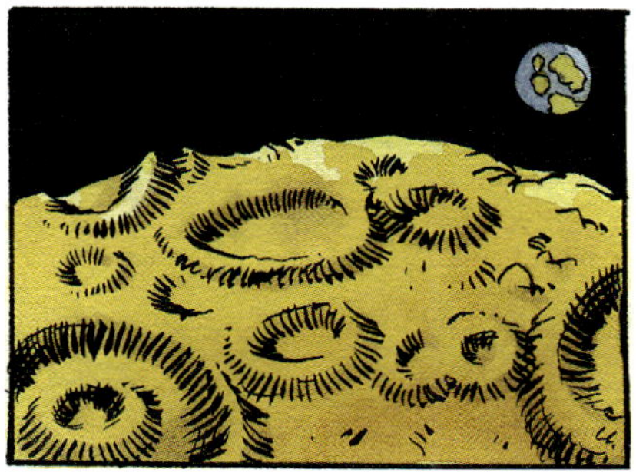

Das erste Anzeichen dafür ist ein starker Schmerz während des Stillens, der die Mutter dazu zwingen kann, den Stillvorgang abzubrechen. Es besteht Entzündungsgefahr (Lymphangitis der Brust). Säubern Sie die Brustwarze stets vor und nach jedem Stillen (abgekochtes Wasser mit ein paar Tropfen Kamillosan). Zwischen den Mahlzeiten: Brustwarzen trocknen lassen, nicht verletzen. Verwenden Sie folgende Hilfsmittel:

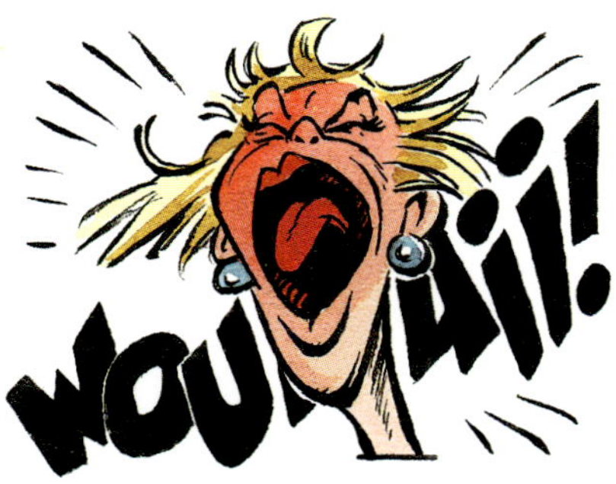

Graphites D4 (nur als Tablette)
Risse im Warzenhof, die manchmal eine honiggelbe Flüssigkeit absondern; Ekzeme (Knie, Ellbogen); fröstelnd; Verstopfung; Tendenz zu Übergewicht.

Causticum D6
Schmerzen; Brennen der Brustwarze; allgemeine Müdigkeit

Stark schmerzende Brüste

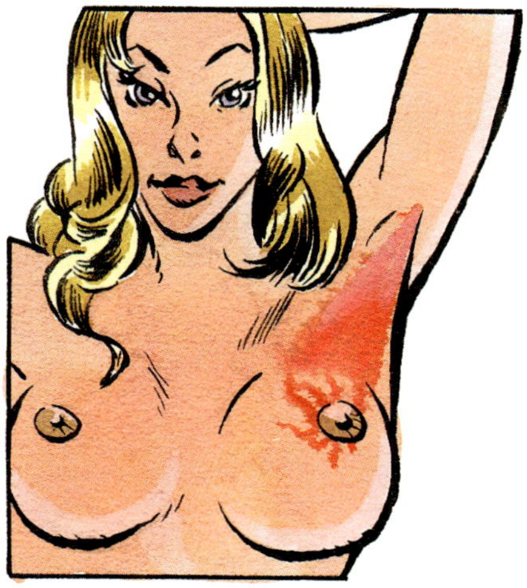

Verbunden mit einem rötlichen Streifen in Richtung Achselhöhle:
Beginn einer Lymphangitis (Arztbesuch). Sie müssen nicht mit dem Stillen aufhören, selbst dann nicht, wenn Sie Antibiotika nehmen (die jedoch für das Baby nicht schädlich sein dürfen).

Versuchen Sie zunächst

Topfenwickel (dünn auftragen, 1/2 Stunde einwirken lassen, aber nicht einpacken), Pulsatilla D6, Phytolacca D3

Belladonna D6
Schmerzende Brüste, heiß, hart; pochendes Gefühl in der Brust.

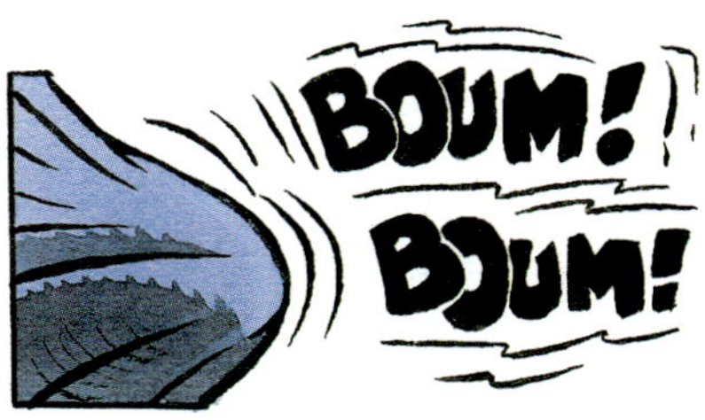

Phytolacca D4
Fieber, Müdigkeit, Unruhe; Mattigkeit. Geschwollene und schmerzende Brust.

Bufo rana D6
Rote Streifen auf den Brüsten, ausstrahlende Schmerzen in den Arm.

Hepar sulfur D12 / Geranium rob. D2
Eiterungsgefahr

Wundverband mit Kohlblättern

Milchmangel

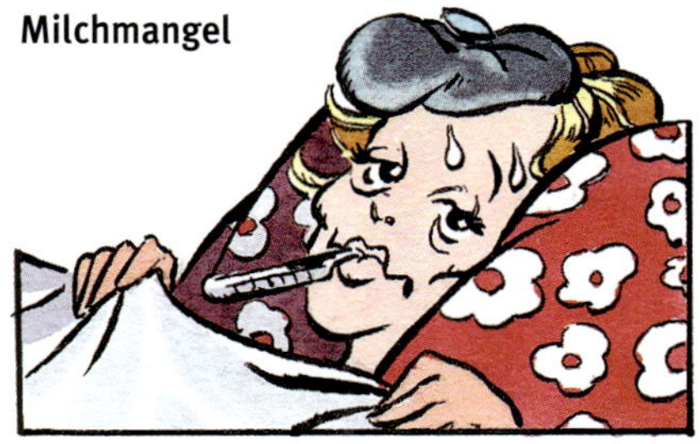

In jedem Fall:
Urtica urens D4
Alium lactagogum D6
Rizinus D4
2 Mal täglich jeweils 3 Globuli
Eventuell zusätzlich:
Calcium carbonicum D12
Blaß; müde von der Entbindung; Kopfschwitzen
Calcium phosphoricum D12
Müde, ausgezehrt, Kalkmangel durch die Schwangerschaft; Zahnkaries.
Ignatia D6
Ängstlich und von der Idee besessen, zu wenig Milch zu haben.
Pulsatilla D6
Wärme in jeder Form wird schlecht ertragen, Durstlosigkeit.

Müdigkeit beim Stillen

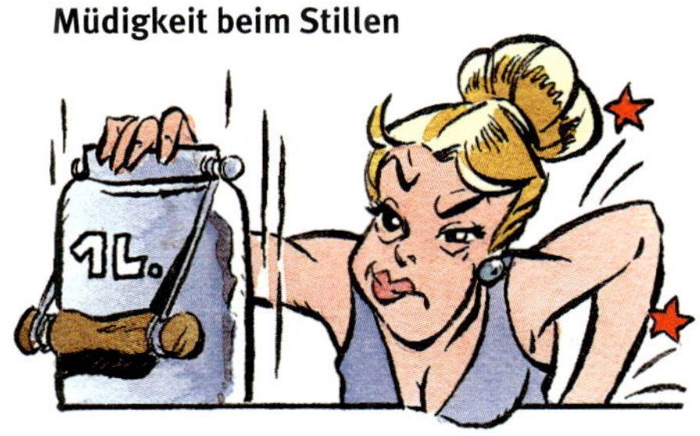

China D4
Müdigkeit nach Flüssigkeitsverlust
Silicea D4 (nur als Tablette)
Rückenschmerzen während dem Stillen

Verbotene Medikamente

Antikanzeröse Medikamente; anticoagulate Medikamente; Antithyroidine; Atropin und Derivate; folgende Antibiotika: Tetrazykline, Chloramphenicol; Sulfamide; Derivate des Roggenmutterkorns (Ergometrin); Morphine. Die Weiterführung Ihrer bestehenden Medikation besprechen sie bitte mit Ihrem Arzt.

Einnahme folgender Medikamente nur unter ärztlicher Aufsicht

Aspirin; Corticoide; Digitalis; Diureticum; Anxiolytika; Barbiturate; Neuroleptica; Theophyllin; anticoncipiente Medikamente; Antibiotika der Klasse der Aminoside.

Füttern mit dem Fläschchen

Der Gebrauch von Flaschenmilch kann persönliche oder medizinische Gründe haben. Das aktuelle Milchangebot entspricht perfekt den Bedürfnissen des Babys. Flaschenmilch, zubereitet auf Basis von Kuhmilch, ist eine Mischung aus Vollmilch, Laktoserum, Pflanzenfett, Spurenelementen, Vitaminen. Man unterscheidet: der Muttermilch angepaßte oder darauf abgestimmte Milch (am häufigsten gebraucht), hypoallergene Milch, säurehaltige Milch und Diätmilch. Kuhmilch beinhaltet keine Antikörper, die das Kind schützen können, und hat zu viele Laktosebestandteile, die beim Baby Durchfall bewirken können (siehe Seite 32).

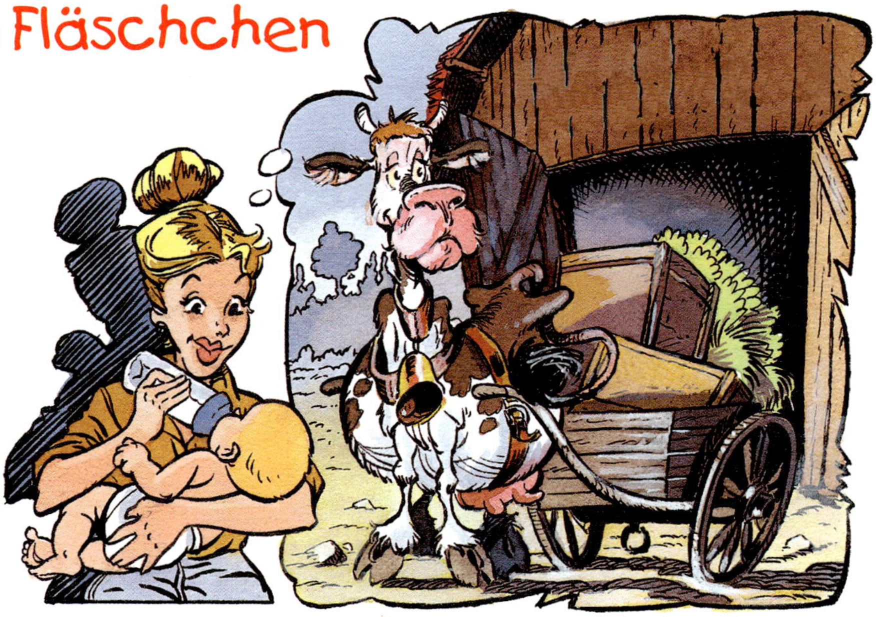

Fragen

Wann soll Flaschenmilch verwendet werden?
Wenn die Mutter nicht stillen will oder nicht stillen kann, ist es besser Flaschenmilch zu geben. Eine entspannte Mutter ist besser als eine Mutter, die unter Zwang stillt.

Welche Milch soll verwendet werden?
Im allgemeinen trifft in den ersten Tagen das Spital die Entscheidung für die Flaschenmilch, und wenn alles gut geht, wird das Baby auch weiterhin diese Milch zu sich nehmen. Andernfalls wird die Milch vom Kinderarzt abgesetzt.

Wann wird hypoallergene Milch eingesetzt?
- Als Ergänzung zur Muttermilch, falls notwendig.
- Bei Allergikern in der Familie des Babys.
- Im Falle einer Kuhmilchunverträglichkeit gibt es Produkte auf Soja- und Sonnenblumenbasis; Ziegen- oder Schafmilch. Andere Versuche wurden beispielsweise mit Mandeln, Weizen ... gemacht. Sie sind jedoch weniger überzeugend als die Mischung aus Soja und Sonnenblume.

Wie wird ein Fläschchen zubereitet?
Die Fläschchenzubereitung ist bei jeder Milch gleich: 1 glattgestrichener Meßbecher auf 30 g Wasser. Drücken Sie nicht nach. Gewisse Marken werden als Fertigprodukt verkauft.

Zubereitung eines Fläschchens mit 90 g Inhalt. (Dieses Maß stets einhalten!)

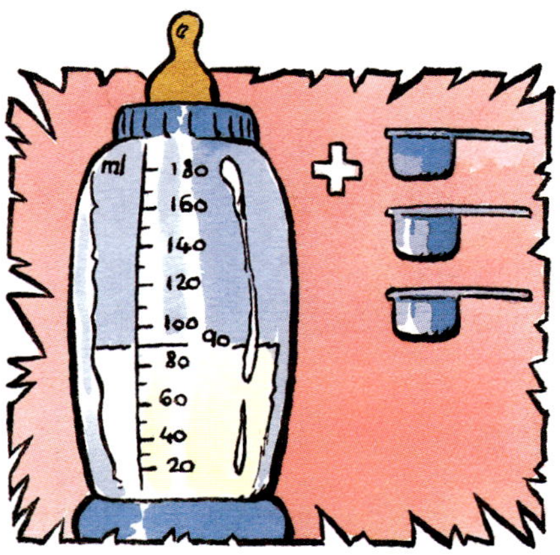

90 g = 90 g Wasser

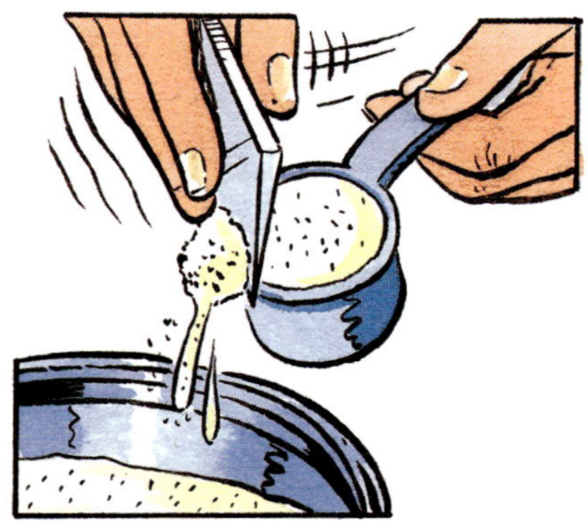

3 Meßbecher

Wie wird ein Fläschchen gegeben?
Finden Sie eine angenehme Position, und nehmen Sie sich genügend Zeit, denn das Baby spürt, wenn Sie in Eile sind.
Das Baby muß leicht aufgerichtet liegen, denn im waagrechten Zustand wird ihm das Trinken Probleme bereiten.
Die übliche Trinkdauer liegt bei 10 bis 15 Minuten, andernfalls besteht die Gefahr von Blähungen.
Neigen Sie das Fläschchen so weit vor, daß der Trinkaufsatz mit Milch gefüllt ist, sonst besteht die Gefahr, daß das Baby Luft schluckt, was Blähungen verursacht.
Sollte ein Vakuum im Schnuller entstehen, ziehen Sie das Fläschchen von Zeit zu Zeit zurück, denn sonst schluckt das Baby Luft anstelle von Milch.

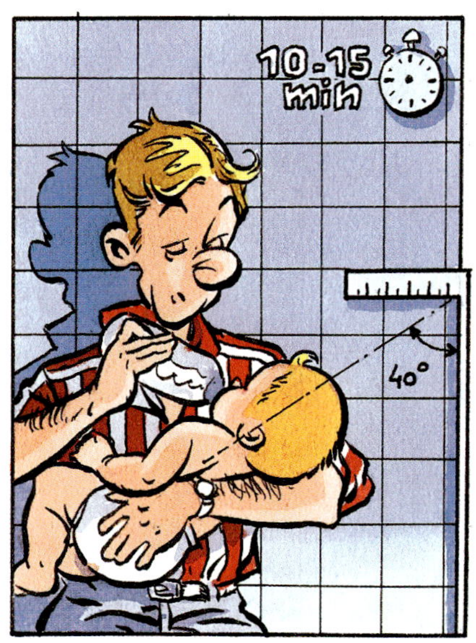

Muß man das Fläschchen aufwärmen?
Das Fläschchen kann Zimmertemperatur haben oder in einem Fläschchenwärmer, unter warmem Fließwasser oder im Wasserbad erwärmt werden. Beim Baby entsteht schnell ein Gewöhnungseffekt, weshalb seine Fläschchen stets die gleiche Temperatur haben sollten.

Wieviele Fläschchen gibt man pro Tag?
Am besten Sie richten sich nach dem Rhythmus des Babys. Die Abstände zwischen den Mahlzeiten belaufen sich auf 3 bis 5 Stunden.
Anfänglich kann das Baby 6 bis 7 Mahlzeiten pro Tag verlangen. Seien Sie nicht beunruhigt, wenn es nur 5 Mahlzeiten pro Tag wünscht. Das ist eben sein Rhythmus. Wenn es nachts nicht aufwacht, wecken Sie es nicht auf, sondern genießen Sie es einfach.

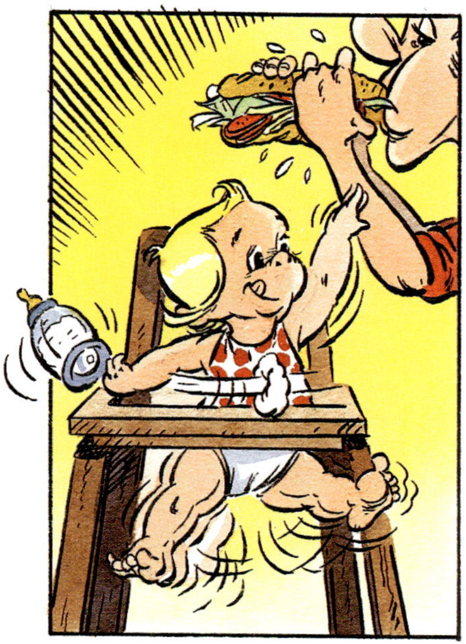

Welche Menge soll getrunken werden?
Richten Sie sich nach dem Appetit des Babys. Geben Sie ihm das Fläschchen, und lassen Sie es so viel trinken, wie es möchte. Dieses Problem löst sich von alleine!
Um eine Richtlinie zu haben:
- bereiten Sie nach der Heimkehr aus dem Krankenhaus Fläschchen zu 90 ml vor, und erhöhen Sie die Menge, wenn das Baby all seine Fläschchen vollständig leert.
- geben Sie ab ca. einem Monat, je nach Anzahl der Mahlzeiten (6 oder 5), 120 bis 150 ml.
- geben Sie ab ca. 3 Monaten, je nach Anzahl der Mahlzeiten (5 oder 4), 150 bis 180 ml.

Manchmal weigert sich das Baby plötzlich, weiter aus dem Fläschchen zu trinken. Versuchen Sie, dem Baby die Milch aus der Tasse oder mit dem Löffel zu geben. Es kann aber auch Lust haben, so zu essen wie jeder andere, und nach festen Nahrungsmitteln verlangen. Siehe „Abwechslung in der Ernährung“, S. 18.

Was man tun und was man vermeiden sollte

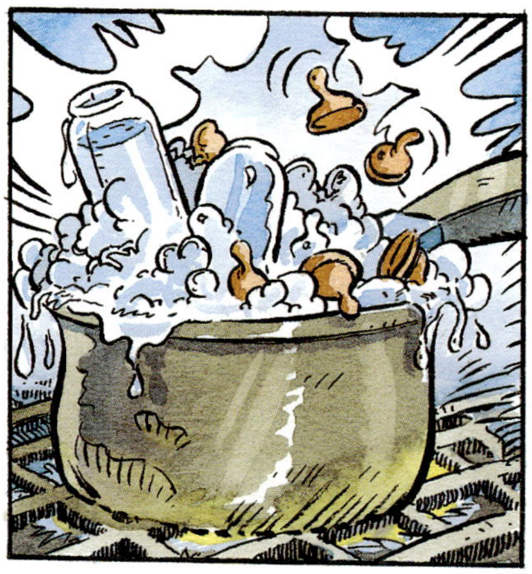

- Die Fläschchen und die Schnuller bis zu einem Alter von 3 bis 4 Monaten sterilisieren. Man kann:
  - sie in einem Sterilisator oder in einem Kochtopf köcheln. Dabei sind die Fläschchen mit Wasser gefüllt. Die Schnuller müssen zuvor gut abgewaschen werden.
  - auch ohne zu kochen, auf lösliche Sterilisationsmittel ausweichen.

- Der Mangel an Sorgfalt bei der Reinigung der Fläschchen und Schnuller sowie bei der Zubereitung der Fläschchen kann der Ursprung für eine Magen-Darm-Entzündung beim Baby sein.

- Mengen Sie niemals Zucker unter die Trockenmilch.

- Normalerweise muß das Baby nach dem Fläschchen ein Bäuerchen machen, manchmal sogar während des Trinkens. Wenn das Baby trinkt, schluckt es meistens Luft. Es ist wichtig, dem Baby die Möglichkeit zu geben, diese Luft wieder freizulassen. Manchmal macht das Baby kein Bäuerchen. Versuchen Sie in diesem Fall folgendes:
  - Vertikale Position:
    Das Baby an die Schultern lehnen
  - Bauchlage: Das Baby auf die Knie legen
  - Das Baby aufrecht hinsetzen und den Rücken klopfen. Wenn das Baby noch immer kein Bäuerchen macht, können Sie es schlafen legen, aber in diesem Fall stets in Seitenlage.

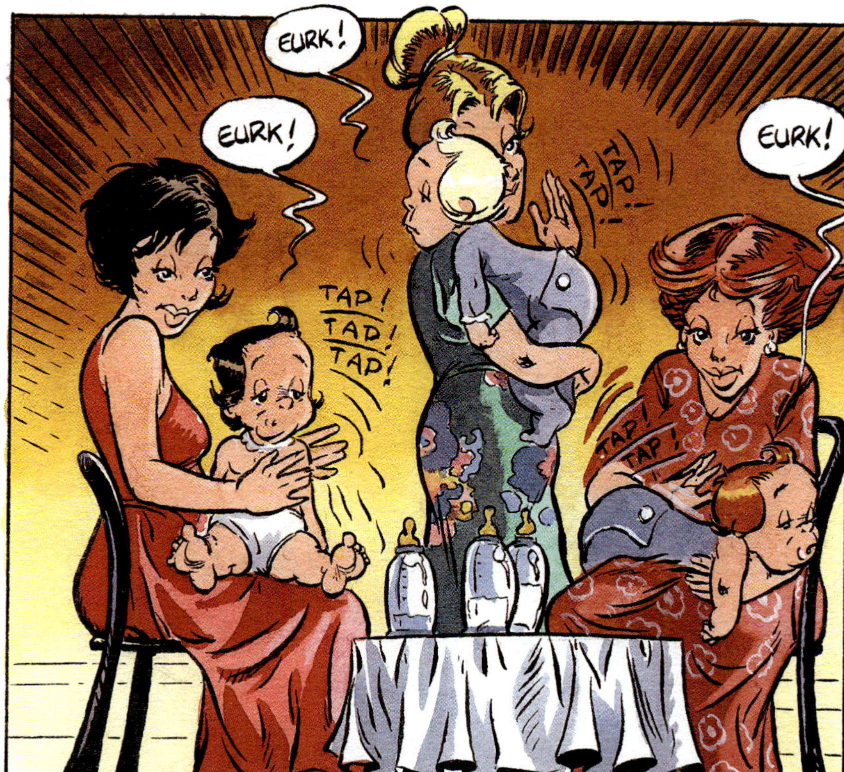

Füttern mit dem Fläschchen (Fortsetzung)

Die Anzahl der Stuhlgänge sowie Konsistenz und Farbe des Stuhls sind ganz unterschiedlich.
Das Baby hat meistens 2 bis 3 Stuhlgänge täglich; ein wenig weich und gelblich. Es kann mehr oder weniger Stuhlgänge haben, sowie flüssigeren oder festeren Stuhl, der häufig grünlich (liegt am Milchangebot) ist.
Achten Sie auf ungewöhnlich flüssige und häufige Stuhlgänge, andernfalls siehe Seite 32: „Durchfall“.

- Das Baby übergibt sich nach jedem Fläschchen. Meistens handelt es sich um eine Nahrungswiedergabe in Begleitung des Bäuerchens. Das ist ganz normal, selbst bei einem größeren Zeitabstand zur Mahlzeit. Sollte dies zu häufig auftreten, siehe Seite 30 „Das Baby erbricht“
- Zwingen Sie das Baby niemals dazu, das Fläschchen auszutrinken! Es dosiert die Menge von ganz alleine. Außerdem hat es das Recht, manchmal weniger Hunger zu haben.

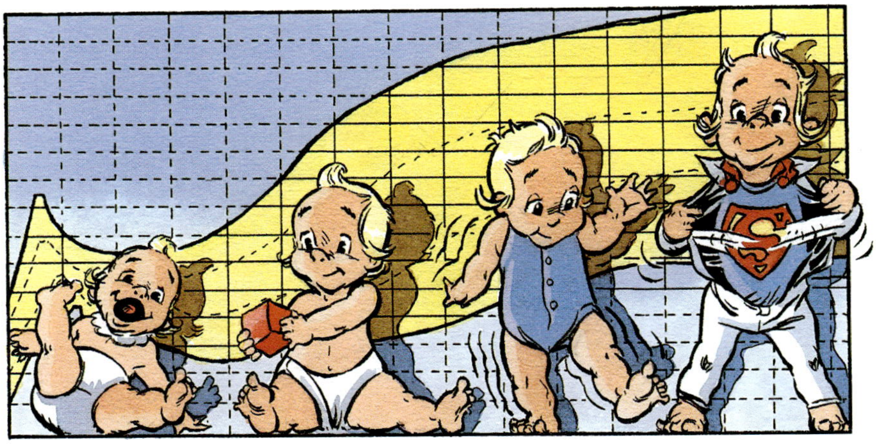

- Verändern Sie nicht die Konzentration bei der Zubereitung des Fläschchens: Ein Meßbecher auf 30 Gramm Wasser!
- Die beste Art und Weise sicherzugehen, daß die Ernährung des Babys korrekt ist, ist eine laufende Beobachtung der Wachstumskurve.
- Es ist nicht mehr notwendig, dem Baby Vitamin D zu geben, denn die heutige Babymilch wird mit Vitaminen und anderen Nährstoffen angereichert.

Tipps und Tricks

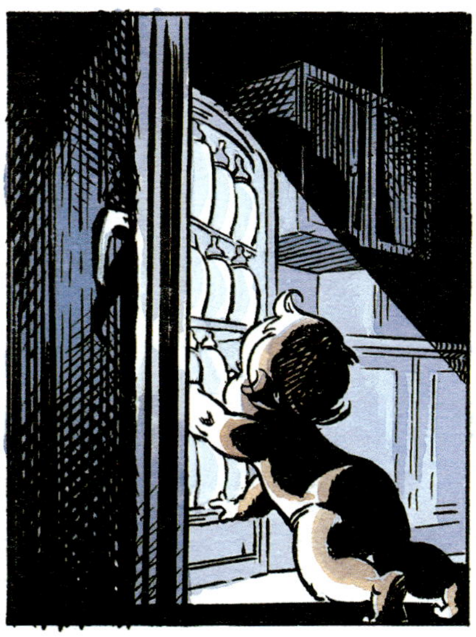

- Man kann die Fläschchen im voraus zubereiten und diese im Kühlschrank aufbewahren. In diesem Fall müssen Sie diese nur aufwärmen. Bei der normalen Vorgehensweise ist das nicht notwendig: die Zimmertemperatur reicht aus.

Nach jedem Fläschchen:

- hat das Baby Schluckauf
- hat es Schwierigkeiten, sein Bäuerchen zu machen
- übergibt es sich oft
- krümmt es sich vor Bauchweh, weil es zu gierig ist und sich auf das Fläschchen stürzt. Es ist daher schnell satt und eine halbe Stunde später hat es wieder Hunger.

Man muß daher:

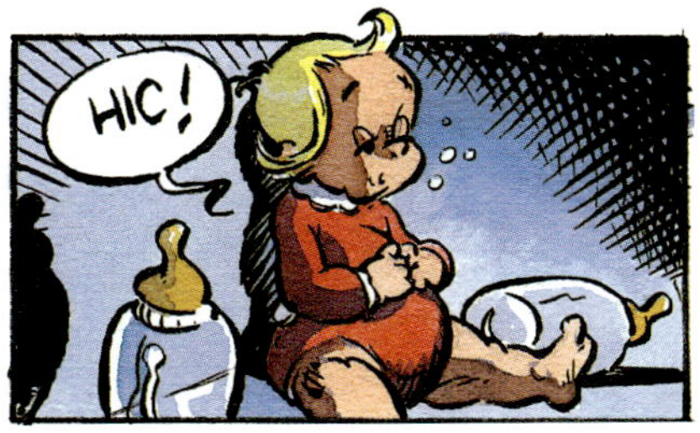

- Im Kapitel „Das Baby hat Bauchweh“ nachsehen, S. 36
- Flaschenaufsätze mit kleinen Löchern verwenden, oder solche mit verschieden großen Löchern. Das ermöglicht einen langsamen Beginn und danach eine progressive Steigerung.

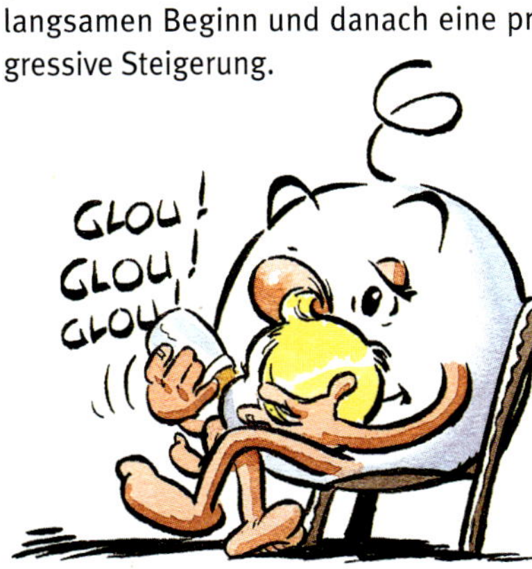

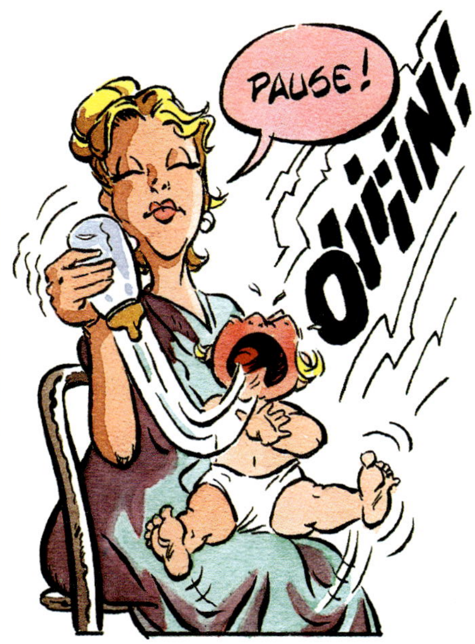

- Die Mahlzeit mehrmals unterbrechen, auch wenn das Baby sich wehrt.
- Sollten diese Maßnahmen nicht ausreichen, sprechen Sie darüber mit Ihrem Arzt: Er wird den Muttermilchersatz gegen eine entsprechende Milch austauschen, oder Sie verwenden einfach dickflüssigere Milch.
- Wenn es draußen recht warm ist, geben Sie dem Baby zwischen den Fläschchen stilles Tafelwasser oder ungezuckerten Tee zu trinken.

Bei Tisch

Die folgenden Anhaltspunkte helfen Ihnen dabei, den Ernährungsverlauf des Babys nachzuvollziehen. Für mehr Informationen, siehe Kapitel „Abwechslung in der Ernährung“.

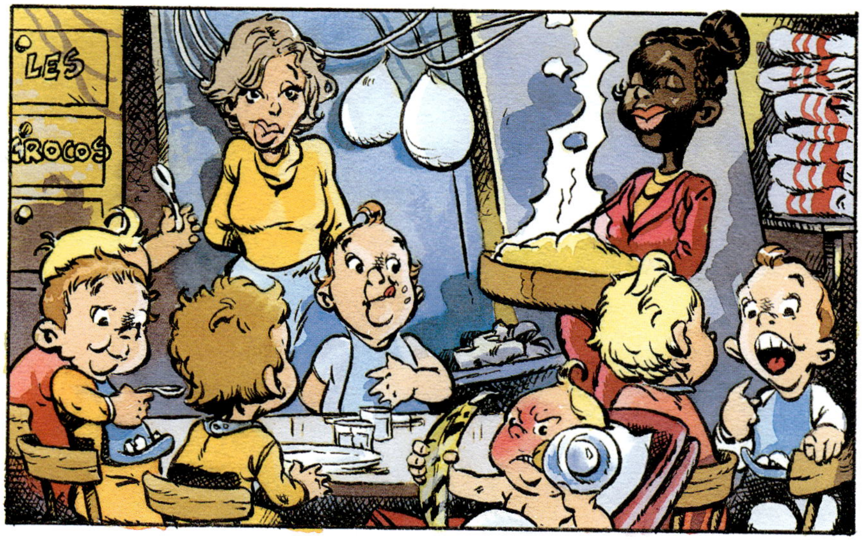

Von 0 bis 3-4 Monate

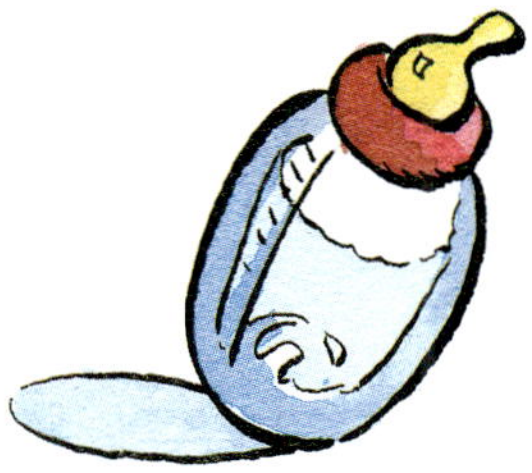

Ausschließlich Milch:
6 oder 7 Brustmahlzeiten oder Fläschchen pro Tag; danach 5.

Etwa 3. bis 4. Monat

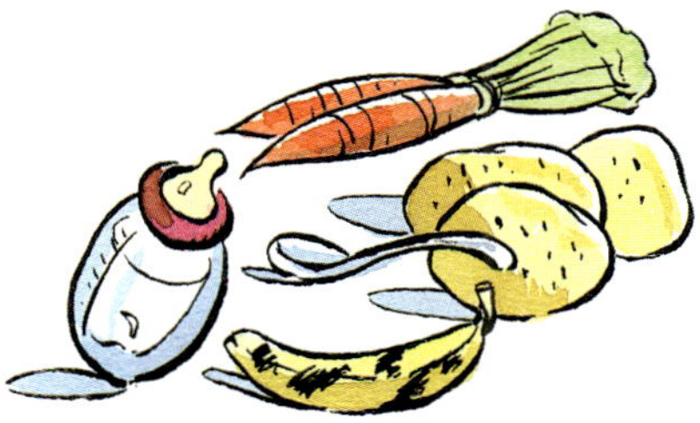

5 oder 4 Mahlzeiten pro Tag. Einführung von ein paar Löffeln püriertem Gemüse pro Mahlzeit (oder kleine Gläschen – Altersangaben beachten!) und ein paar Löffeln pürierten Früchten (bei 1 Mahlzeit). Bei Flaschenbabys kann man damit beginnen, das Wasser durch eine Gemüsebrühe zu ersetzen (gleiche Menge Milchpulver wie bei einem Fläschchen mit Wasser).

4. bis 5. Monat

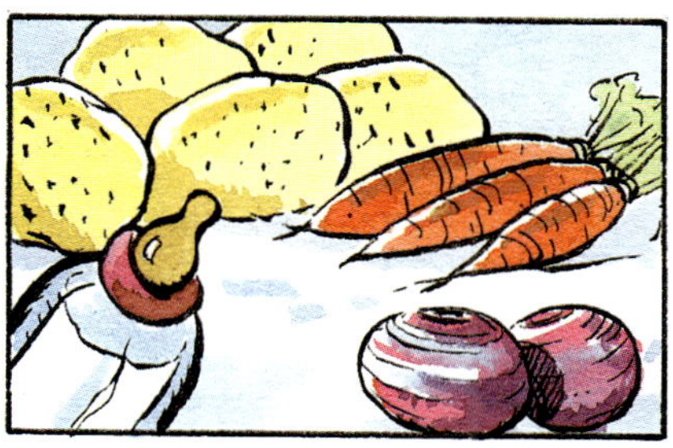

4 Milchmahlzeiten: Folgemilch 2
Erhöhung der Gemüsemenge; mittags und abends dafür weniger Milch; Früchte mit dem kleinen Löffel.

6. Monat

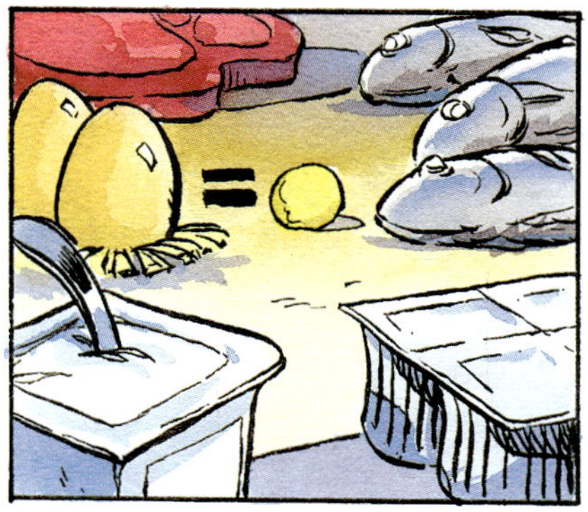

Mittags Einführung von Fleisch, Fisch und Ei. Fettes Fleisch vermeiden: Schwein, Schaf, Ente, Gans etc. Das Fleisch ohne Fett grillen, pürieren und dann unter das Gemüse mischen.
Nur den Dotter geben, zunächst hartgekocht, dann weichgekocht. Das Eiweiß wird erst ab einem Alter von etwa einem Jahr gegeben. Mit Joghurt und Quark.

9. Monat

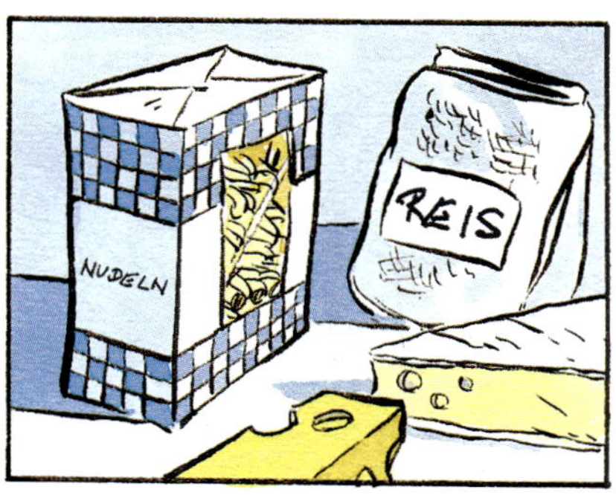

stärkehaltige Nahrungsmittel, Nudeln, Grieß, Sago, Käse.

1 Jahr

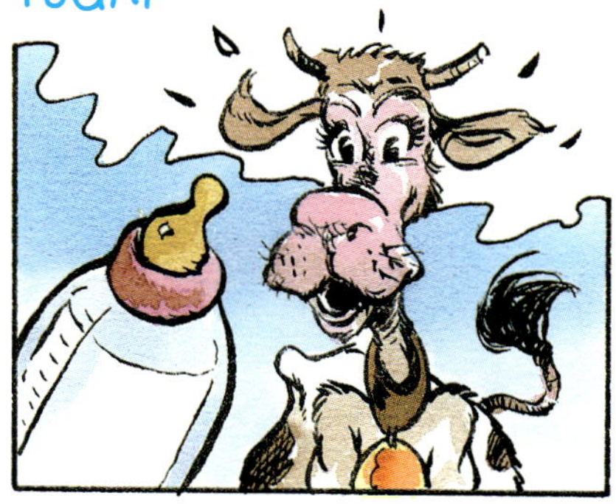

Übergang zu Kuhmilch, Eiweiß, Schwein, Schaf, kleine Stückchen ...

Mein Menü

Ich bin 4 Monate alt und esse
4 Mal täglich!

Frühstück
180 g Wasser + 6 Meßlöffel Milchpulver (Folgemilch 2).

Mittagessen
Frisches püriertes Gemüse.
Nachspeise: frisches zerdrücktes Obst, oder Mus, oder kleine Fruchtgläschen, oder Joghurt

Nachmittagsmahlzeit
Fläschchen zu 180 g Milch (Folgemilch 2), oder Joghurt, zerdrücktes Obst und ergänzend ein Fläschchen.

Abendessen
Gemüsesuppe (in Wasser oder in einer Wasser-Milchmischung gekocht) oder Fläschchen zu 180 g Milch (Folgemilch 2).
Nachspeise: zerdrücktes Obst ...

Das Abstillen

Hierbei wird schrittweise die Muttermilch durch eine andere Nahrung, meist durch das Milchfläschchen (Folgemilch 1), ersetzt.

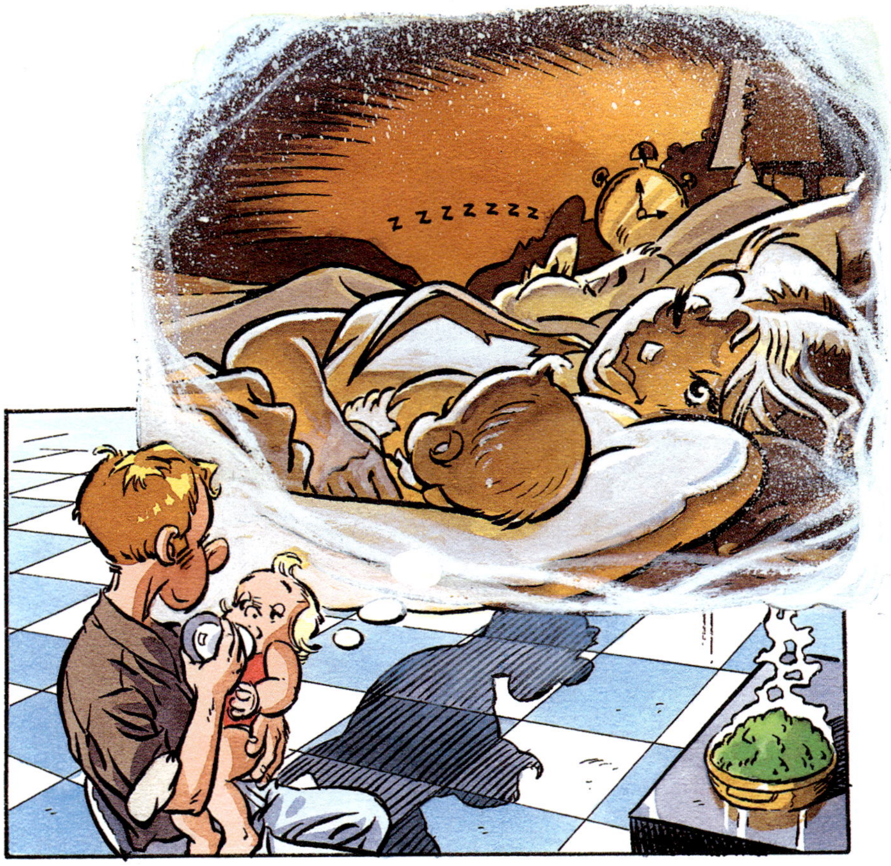

Das Abstillen erfolgt schrittweise.
Dies ist für das Baby, aber auch für die Mutter angenehmer, da sie keine Medikamente zum Beenden des Milchflusses einnehmen muß.
In den meisten Fällen wird nach etwa 6 Monaten abgestillt, oft dann, wenn die Mutter wieder zur Arbeit geht. Manchmal wird viel später abgestillt, nämlich erst während der Nahrungsumgestaltung.

1) Das Abstillen allgemein

Was man tun und was man vermeiden sollte

- Teilen Sie das Abstillen auf zwei bis drei Wochen auf.
- Bei manchen Arbeitgebern kann man den Mutterschaftsurlaub aus Stillgründen verlängern. Informieren Sie sich!
- Es ist möglich, das Baby z. B. abends und morgens weiterzustillen, selbst wenn man wieder zu arbeiten begonnen hat (das macht die Trennung übrigens weniger schwierig).
- Ersetzen Sie zunächst die kleinste Mahlzeit am Tag (häufig die vorletzte) durch ein Milchfläschchen (Folgemilch 1), bevorzugt hypoallergen. Wenn das Baby bei 5 Mahlzeiten pro Tag angelangt ist, bereiten Sie ein Fläschchen zu 150 ml und 5 Meßlöffeln Milchpulver zu und bei 4 Mahlzeiten geben Sie ein Fläschchen zu 180 ml und 6 Meßlöffeln Milchpulver. (Das ist eine Richtlinie, die Sie je nach Bedarf nach oben und unten verändern können).
- Sobald sich das Baby nach 4 oder 5 Tagen angepaßt hat, ersetzen Sie die zweite Mahlzeit des Tages, weiters die dritte, dann jene am Abend und schließlich jene am Morgen.

Beispiel: Schrittweises Abstillen eines drei Monate alten Babys mit 5 Mahlzeiten am Tag

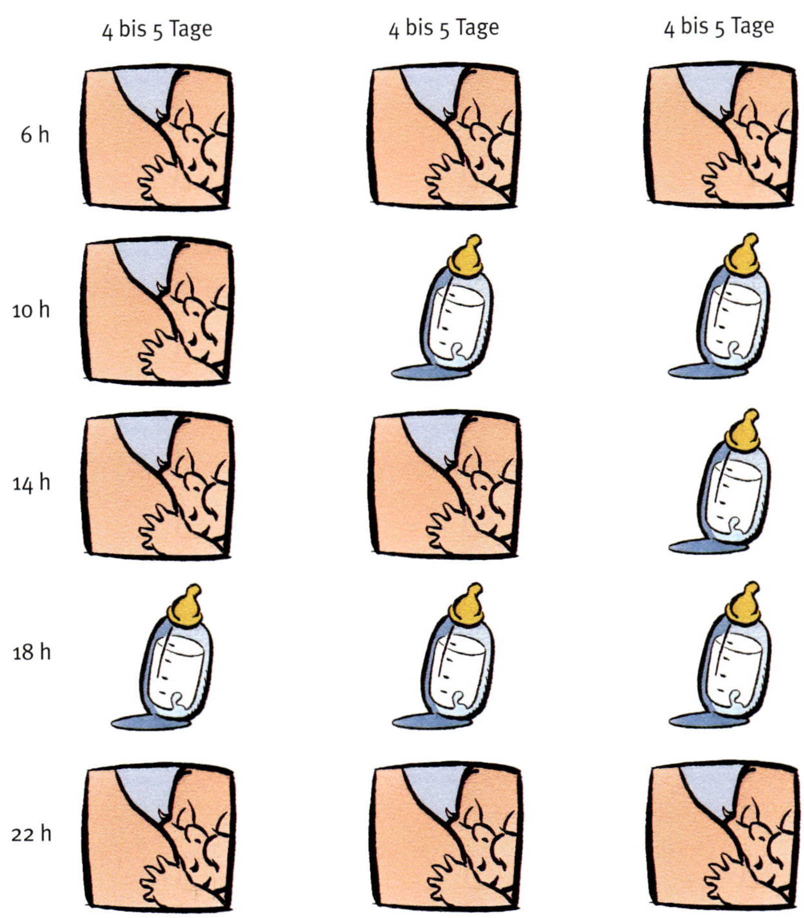

4 Monate altes Baby mit 4 Mahlzeiten pro Tag

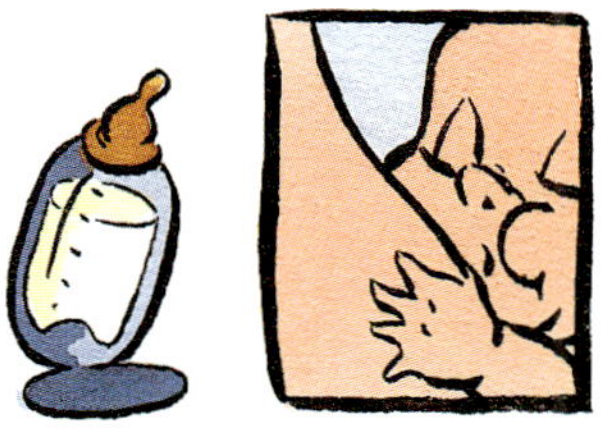

7h: Brust oder Milchfläschchen (Folgemilch 2)

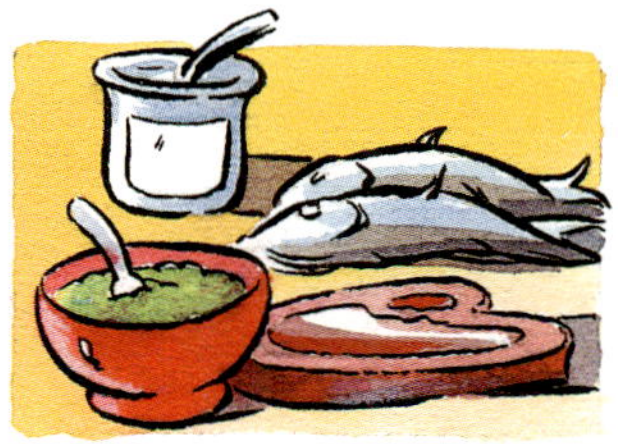

11h: Gemüsepüree: Fleisch oder Fisch + Nachspeise

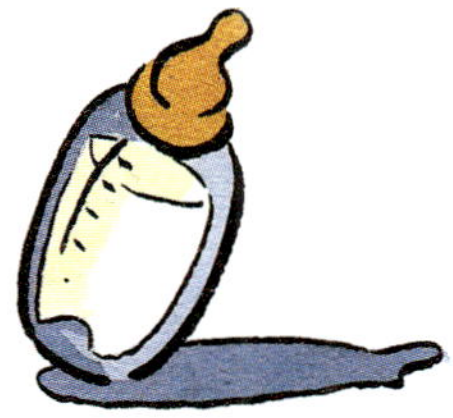

16h: Milchfläschchen (Folgemilch 2)

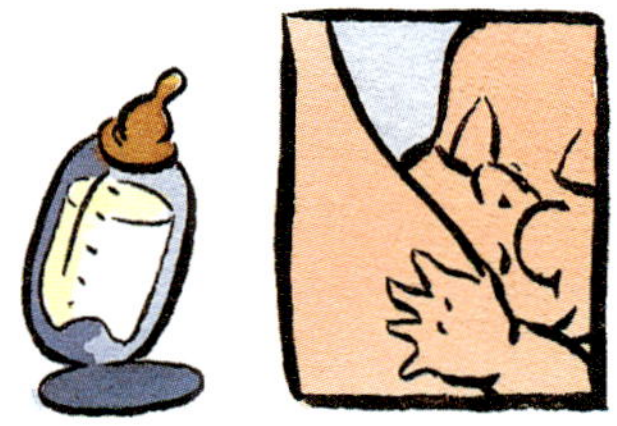

20h: Brust oder Milchfläschchen (Folgemilch 2)

Tipps und Tricks

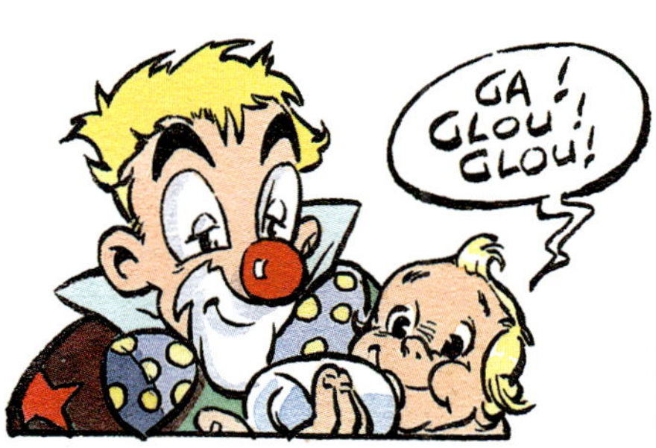

- Wenn sich das Baby weigert, das Fläschchen zu trinken, lassen Sie es von jemand anderem geben.
- Verwenden Sie möglichst physiologische Schnuller (z.B.: Typ Nuk), die oft besser angenommen werden.

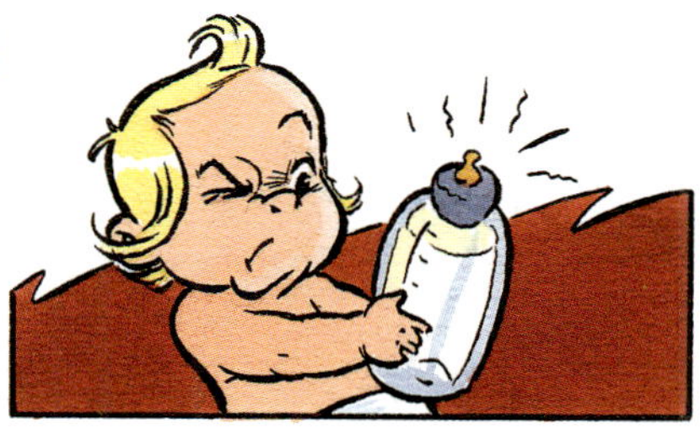

- Das Baby ist es gewohnt, stark an der Mutterbrust zu saugen. Beim Trinken des Fläschchens muß es sich nicht anstrengen, und die Milch fließt schnell heraus. Unterbrechen Sie deshalb das Trinken häufig, und verwenden Sie Schnuller mit kleinen Löchern.

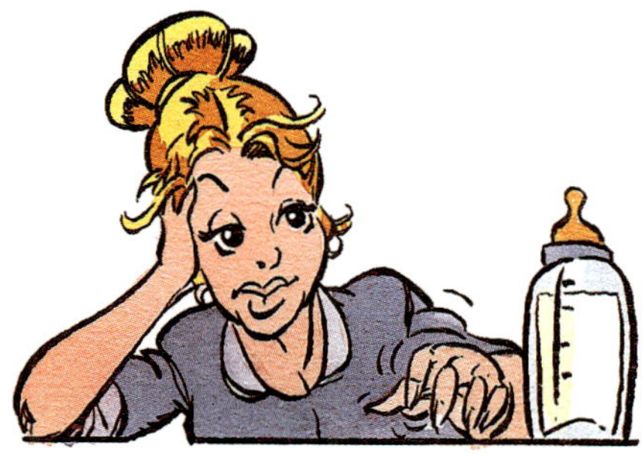

- Sie sollten als Mutter das Abstillen akzeptieren, denn sonst wird auch das Baby damit Schwierigkeiten haben. Ein Fläschchen jeweils morgens und abends kann Ihnen dabei helfen, besser mit der Situation fertig zu werden.

2) Schrittweises Abstillen, verbunden mit einer Abwechslung im Speiseplan (Siehe auch S. 18)

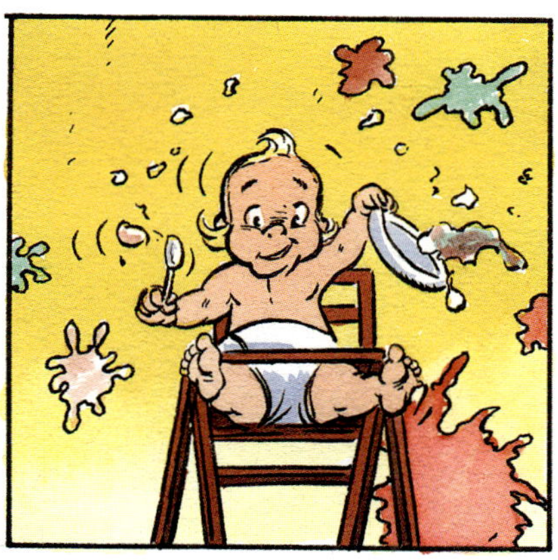

- Als Ergänzung zur Muttermilch kann man ab dem 4. Monat Gemüse und Früchte geben. Verwenden Sie dazu einen kleinen Löffel. Wenn das Baby nicht will, sollte man nicht darauf bestehen, sondern sich in Geduld üben und täglich einen neuen Versuch starten.
Erhöhen Sie dann insbesondere mittags und manchmal auch abends die Gemüsemenge. Das Baby wird immer öfter mit dem kleinen Löffel essen und immer seltener Muttermilch trinken.

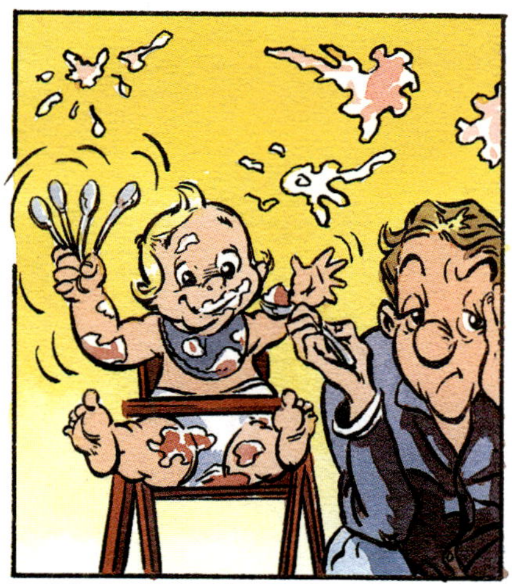

- Verschiedene Gründe, warum das Baby die Nahrung verweigern kann:
  - Es hat keinen Hunger.
  - Es würde vor dem Essen trinken wollen.
  - Die Nahrung ist zu heiß oder zu kalt.
  - Das Baby ist mit der Nahrungspräsentation nicht zufrieden; die Nahrung wird nicht auf dem Lieblingsteller serviert.
  - Man läßt das Baby zu schnell essen etc.

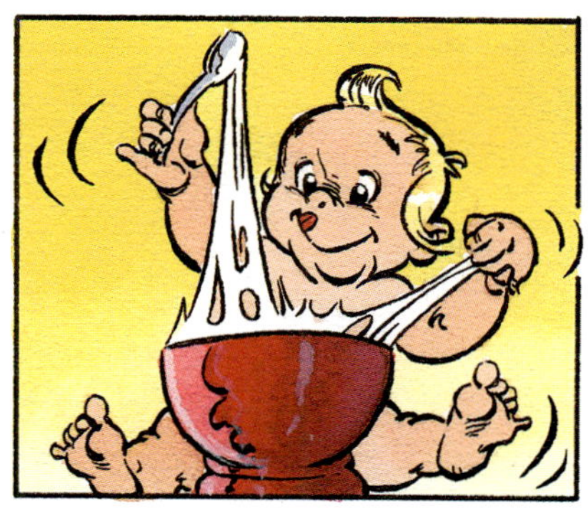

- Ca. ab dem 6. Monat ist es möglich, 2 Brustmahlzeiten pro Tag und 2 variierende Mahlzeiten zu geben. Führen Sie mittags Fleisch ein, und ersetzen Sie die Muttermilch durch Milchprodukte. In diesem Fall umgehen Sie das Fläschchen und das Baby deckt weiterhin seinen Milchbedarf an der Mutterbrust. Es gibt kein bestimmtes Alter zum endgültigen Abstillen. Dieses richtet sich ganz nach dem Wunsch der Mutter oder des Babys. Sie müssen nicht unbedingt das Fläschchen geben, sondern können auch gleich zur Tasse und zum Löffel übergehen. Verdicken Sie dabei die Milch, oder füttern Sie Milchprodukte.

Abwechslung in der Ernährung

Wenn es beim Stillen keinerlei Probleme gibt und das Baby brav trinkt, können Sie ab dem 2. Lebensmonat versuchen, vorsichtig andere Nahrungsmittel zu geben. Ab einem Alter von 4 – 6 Monaten empfiehlt die WHO, die Nahrung direkt zu ergänzen, ohne vorher Industriemilch gefüttert zu haben.

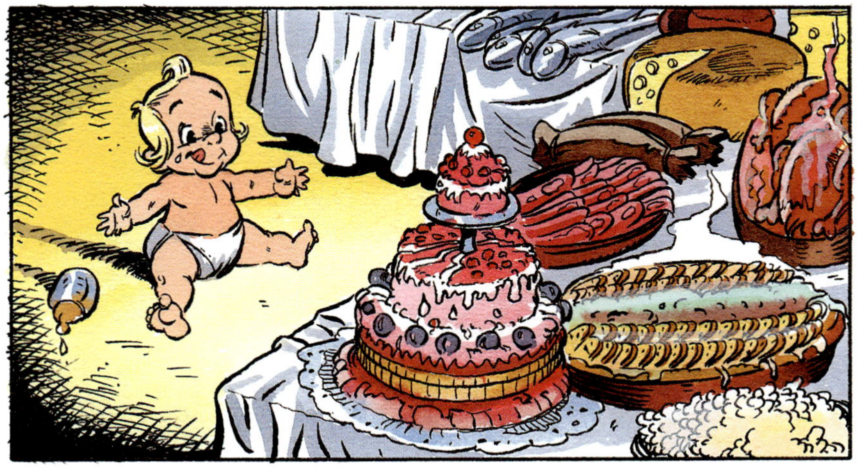

Mehle

- Geben Sie vor dem 5. bis 6. Lebensmonat keine Milch mit Gluten. Gluten wird manchmal schlecht vertragen und kann der Grund für Durchfall und diverse Verdauungsstörungen sein. Reismehl und das Mehl der Folgemilch 1 beinhalten kein Gluten.

- Glutenlose Mehle (Folgemilch 1) können ab 1,5 – 2 Lebensmonate abends beim letzten Fläschchen gegeben werden. Sollte Ihr Baby nachts aufwachen, weil es nicht satt wurde, bewirkt die Beimengung von Mehl eine Verlängerung der Schlafdauer. Bei Babys, die durchschlafen, sind Mehle nicht notwendig.

- Mehle sind bei übergewichtigen Babys zu vermeiden: Sie führen nur Kohlehydrate zu, weshalb sie sehr kalorienreich sind. Ihr Nachteil besteht darin, das Baby an eine zu üppige und kohlehydratreiche Kost zu gewöhnen, was später seinen Geschmack beeinflussen kann.

- Mengen Sie das Mehl nach und nach bei (1 und dann 2 Kaffeelöffel), um Koliken und Blähungen zu vermeiden. Denken Sie daran, die Fertigmehle 1 bis 2 Minuten im Wasser mitzukochen, das Sie später zur Zubereitung des Fläschchens verwenden. (Vergessen Sie nicht, das Loch im Schnuller zu vergrößern!)

- Füttern Sie nur wenig Mehl: nicht mehr als 2 bis 3 Kaffeelöffel in den ersten drei Monaten, dann 4 – 6 Kaffeelöffel bis zum 5. und 6. Monat. Danach wird das Baby abends Suppe oder Nahrungsmittel auf Getreidebasis zu sich nehmen und nur mehr morgens ein Fläschchen trinken.

Gemüse

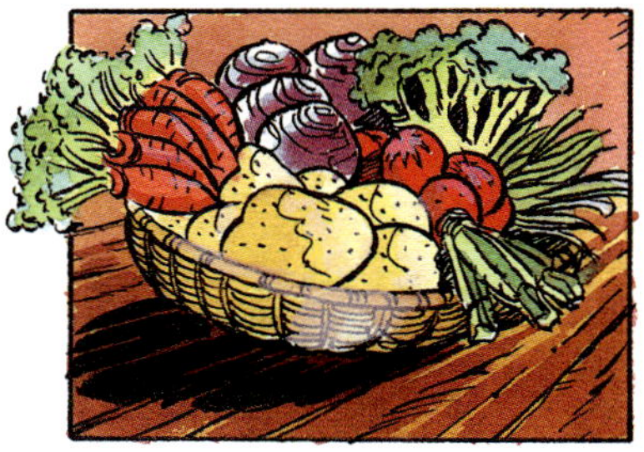

- Gemüse oder Früchte können ab dem vierten Monat eingeführt werden. Sie beinhalten Pflanzenfasern, die Verstopfung bekämpfen. Geben Sie Vitamine (A, C ...), und Mineralien (Eisen, Kalium ...). Besonders wichtig ist aber die Abwechslung in der Ernährung des Babys.

- Mittags und abends werden dem Fläschchen 1 bis 2 Kaffeelöffel gekochtes und püriertes Gemüse beigemengt. Damit können Sie die Milch ohne Mehl verdicken.

- Sie können kleine Gläschen verwenden, gefrorenes Gemüse und frisches Gemüse. (Sie können dann das Fläschchen mit der salzlosen Gemüsebrühe zubereiten.)

- Reduzieren Sie bald die Milchmenge fürs Fläschchen. Um den 5. und 6. Monat trinkt das Baby bereits eine dicke Gemüsesuppe mit, je nach Wunsch des Babys, ein wenig Milch, Fleisch oder Ei.

- Manche Babys essen bereits um den 5. Lebensmonat einen richtigen Gemüsebrei, der mit dem Löffel gegeben wird.

- Um den 6. bis 8. Monat können Sie versuchen, kleine Rohkoststückchen beizumengen (Gurken, Tomaten, Karotten ...).

- Der Appetit des Babys auf Gemüse variiert von einem Moment zum anderen. Es ist jedoch wichtig, das Baby in den ersten Monaten an Gemüse zu gewöhnen. Man sieht zu viele Kinder, die nur Nudeln und Pommes frites mögen.

Obst

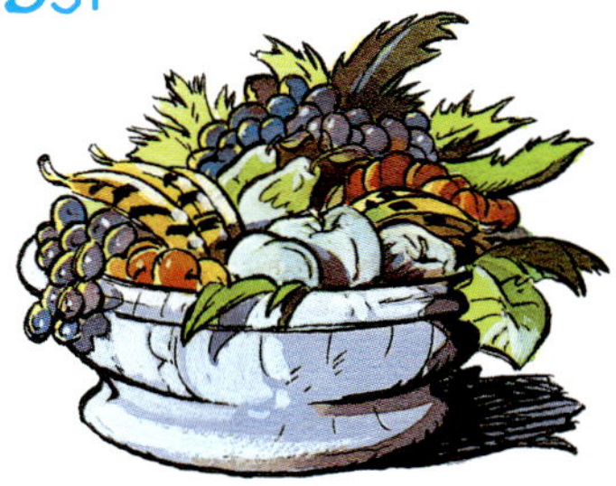

- Der Vorteil von Obst besteht darin, daß es gleich dem Geschmack des Babys entspricht, da es süß ist! Es ermöglicht einen sanften Übergang von der ausschließlichen Milchernährung zu anderen Nahrungsmitteln. Obst hilft auch gegen Verstopfung.

- Obst wird zunächst gekocht, dann erst roh und zerdrückt gegeben. Anfänglich füttert man Obst im Nachmittagsfläschchen.

- Es wird dem Fläschchen beigemengt oder, je nach Wunsch des Babys, mit dem kleinen Löffel gegeben.

- Am Ende einer Mahlzeit kann es als Dessert dienen.

- Alle Früchte können verwendet werden, sei es im Gläschen oder frisch. Es gibt keine Einschränkungen.

Fleisch / Fisch / Eier

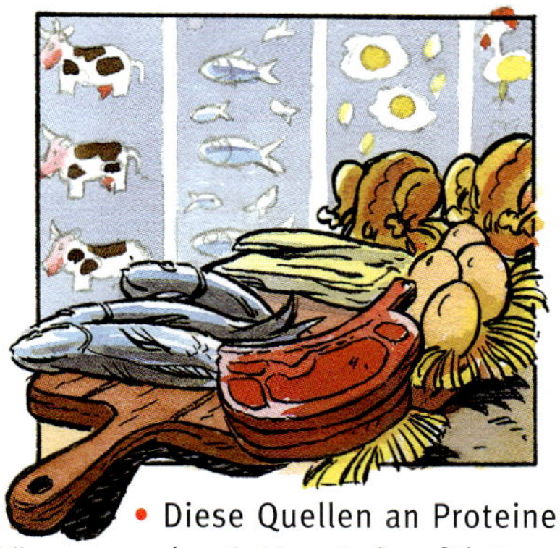

- Diese Quellen an Proteinen können um den 6. Monat eingeführt werden, wenn die Milchrationen des Babys abgenommen haben (siehe Ernährungstabelle). Für den Anfang ausschließlich mittags.
- Vermeiden Sie am Anfang fettes Fleisch (Schwein, Schaf ...) und fetten Fisch (Makrelen ...).
- Das Fleisch wird ohne Fett am Grill zubereitet, oder es wird gekocht.
- Fisch wird im Sud gekocht.
- Geben Sie vom Ei zunächst nur den hartgekochten Dotter: anfänglich die Hälfte und später den ganzen Dotter. Schließlich füttern Sie das hartgekochte Eiweiß.
- Diese Nahrungsmittel werden abwechselnd gegeben: mittags in Form von 2 oder 3 Kaffeelöffeln, unter das Püree gemischt, dann als Suppe.

Kuhmilch / Käse

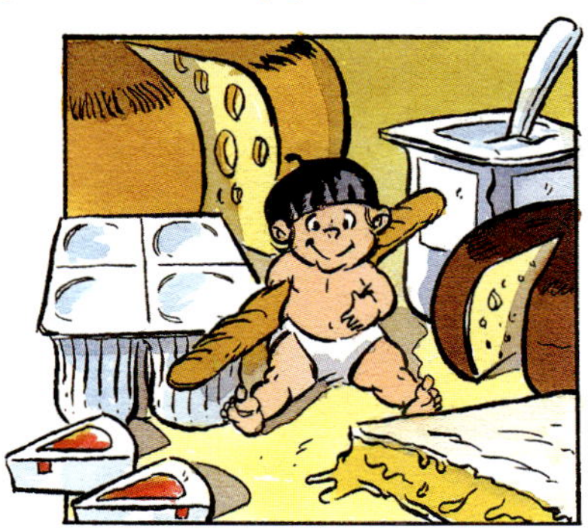

- Joghurts können ab dem 5. Monat gegeben werden.
- Kuhmilch wird etwa um das erste Lebensjahr eingeführt. Es ist vorzuziehen, mit Eisen angereicherte Folgemilch zu geben.
- Fermentierten Käse können Sie etwa um den 8. Monat geben.
- Es besteht die Möglichkeit einer Kuhmilchunverträglichkeit oder einer Allergie auf Kuhmilch. Versuchen sie diese in einem solchen Fall durch Schaf-, Ziegen-, Sojamilch oder besser Mandelmilch zu ersetzen. Fragen Sie einen Arzt!

Stärkehaltige Nahrungsmittel

- Sie werden erst um den 8. oder 9. Lebensmonat eingeführt

Milch

- Bis zum ersten Lebensjahr muß weiterhin Milch gegeben werden (500 ml Minimum täglich). Selbstverständlich gelten Joghurts und Quark als Milchersatz.

Die Praxis

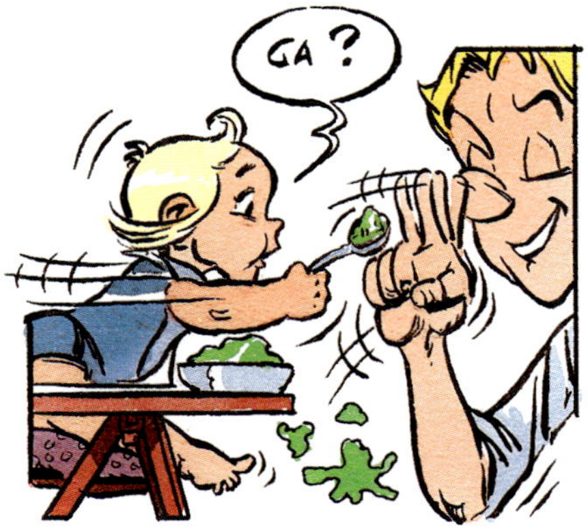

- Um den 4. oder 5. Monat kann man bereits mit dem Löffel füttern, jedoch sei hier erwähnt, daß jedes Kind anders ist und daß deshalb manche von ihnen den Löffel erst viel später akzeptieren. Das hat keine besondere Bedeutung, denn das Kind wird sicherlich eines Tages von alleine darauf zurückgreifen. Alles hängt davon ab, ob es noch weiterhin an der Mutterbrust trinken oder sein Fläschchen haben will. Also keine Zwangsmaßnahmen!

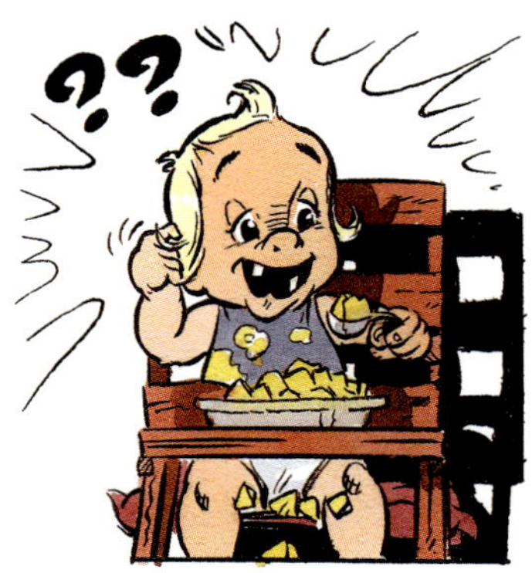

- In Stückchen geschnittene Nahrung wird ebenfalls schrittweise eingeführt. Dies hängt mit der Zahnbildung des Kindes zusammen. Nach einem Jahr kann man damit beginnen, weniger fein zu pürieren und stattdessen einfach das Gemüse zu zerdrücken. Man wird sehen, wie das Kind darauf reagiert. Aber auch das eilt nicht!

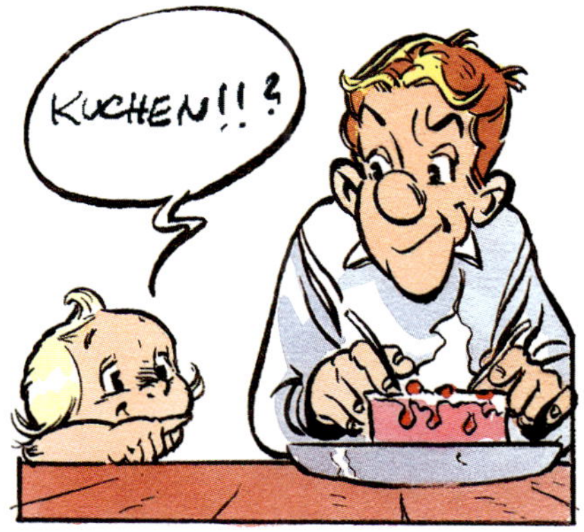

- Ab dem 2. Jahr möchte das Kind die Erwachsenen nachahmen und die gleichen Dinge essen wie diese. Es wird jedoch manchmal die Nahrungsmittel auswählen: messen Sie dem keine besondere Bedeutung bei, denn das Baby „testet“ Sie. Wenn Sie auf sein Spiel eingehen, kann es sein, daß es sein Verhalten noch verstärkt. Ein gesundes Baby läßt es so und so nicht zu, am Hungertuch zu nagen!

- Zudem wird sich der Appetit des Kindes im Laufe der Jahre eher verringern: in den ersten drei Monaten ißt das Kind immer mehr, danach kommt es jedoch zu einem Stillstand (der Appetit des Babys stabilisiert sich).

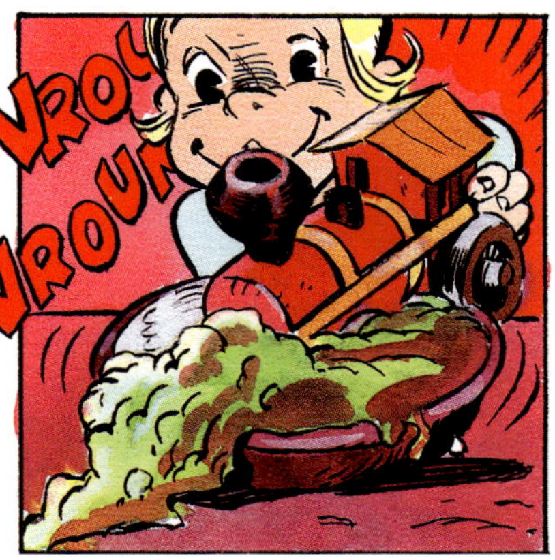

- Während des 2. Jahres werden die Rationen eher kleiner. Wenn das Kind 2 oder 2, 5 Jahre alt ist, hat man den Eindruck, daß es am Essen nicht mehr interessiert ist. Es will lieber spielen oder herumlaufen ... Zwingen Sie es nicht zu essen. Diese Hürde gilt es zu überwinden. Vermeiden Sie während der Mahlzeiten Konflikte. Während dieser Zeit mögen fast alle Kinder auch kein Gemüse mehr, sondern viel lieber Nudeln, Reis und Kartoffeln; das ist nicht tragisch, sondern vielmehr eine Phase, die es zu überwinden gilt.

Ernährungsprobleme

Das ist ein alltägliches Problem, mit dem fast alle Mütter früher oder später konfrontiert werden. Françoise Dolto sagte einmal, daß 90 % der Zeit, die Mutter und Kind miteinander verbringen, für Ernährung … oder für Sauberkeit aufgehen.
2 Probleme können auftreten: das Baby ißt nicht: Appetitmangel; oder es ißt zu viel: übermäßiger Appetit. Der Appetitmangel ist bei weitem das häufigste Problem. Er beunruhigt die Eltern sehr. In den Ländern Afrikas oder Asiens, wo die Kinder aus den Tellern der Eltern essen, gibt es diese Probleme nicht …

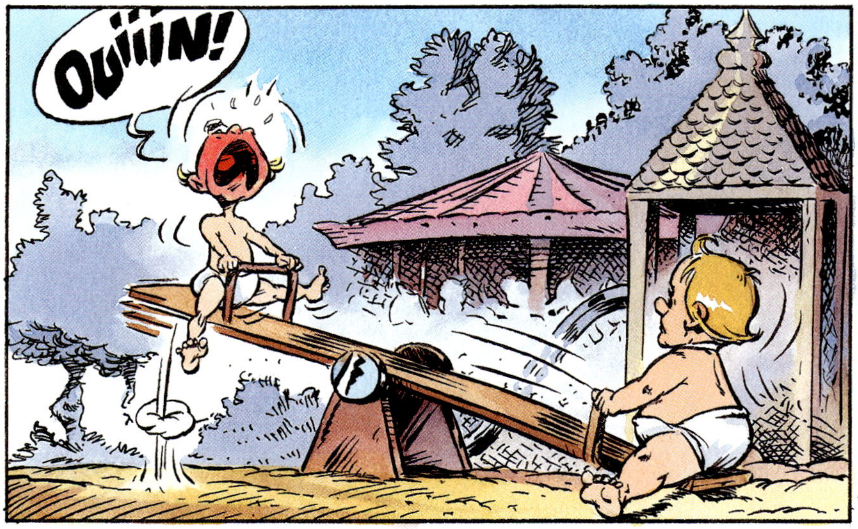

Appetitmangel

- Der Appetit des Kindes ist variabel:
- Er variiert von einem Kind zum anderen, was einleuchtend ist, aber von den Eltern kaum akzeptiert wird! Die Kinder einer Familie müssen nicht alle den gleichen Appetit haben, die gleiche Statur, den gleichen Charakter oder die gleichen Verhaltensweisen … Häufig ißt ein Junge mehr als ein Mädchen.
- Er hängt mit dem Gesundheitszustand des Kindes, seinen Erlebnissen, der Jahreszeit, der Hitze und Kälte etc. … zusammen. Das Baby ist kein ambulanter Verdauungstrakt mit konstantem Aufnahmevermögen!
- Er variiert während des Wachstums. Allgemein gilt, daß das Kind von der Geburt bis zum dritten oder vierten Lebensmonat viel ißt, was in diesem Alter mit einer bedeutenden Gewichtszunahme einhergeht. Danach wird der Appetit stagnieren oder sogar abnehmen, besonders im Verlauf des zweiten Lebenstrimesters: das Kind nimmt im Vergleich weniger zu.
- Ein gesundes Baby läßt es nicht zu, am Hungertuch zu nagen. Vertrauen Sie seinem Überlebensinstinkt. Dieser ist wirksamer als alle Schmeicheleien oder Drohungen Ihrerseits.
  Wenn das Kind das Essen bei einer Mahlzeit verweigert, lassen sie es mit der Vorwarnung vom Tisch gehen, daß es vor der nächsten Mahlzeit nichts mehr bekommen wird … und damit Ende des Themas! Eine übersprungene Mahlzeit ist nicht schlimm. Wenn Sie jedoch ständig dieser Laune nachgeben, wird dies Ihr Kind vermutlich in Zukunft ausnützen.
- Hat das Kind trotzdem keinen Appetit, versuchen Sie es mit Lycopodium D4. (3 Mal 5 Globuli / Tag)

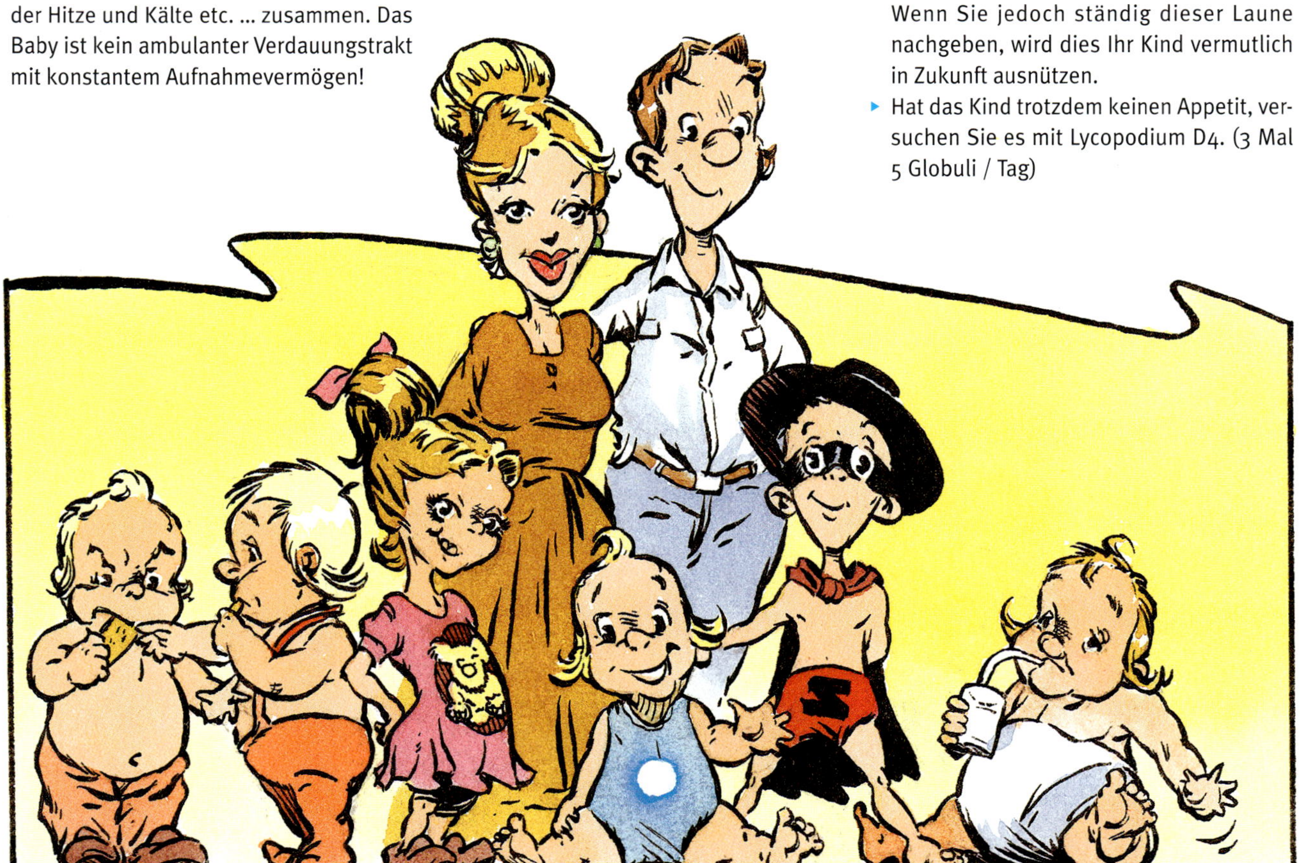

- Sie können die Wachstumskurve als Hilfsmittel heranziehen. Solange die Kurve harmonisch verläuft, gibt es keine Probleme. Bei einer Veränderung oder einer Unterbrechung im Kurvenverlauf gehen Sie zu Ihrem Arzt.

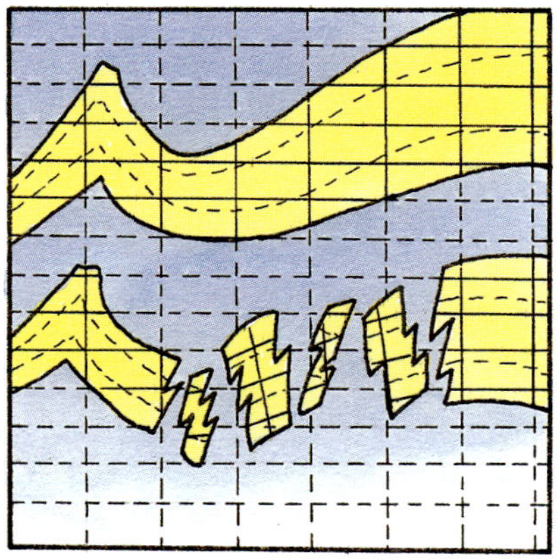

- Vergessen Sie nicht, daß man aus Hunden keine Katzen machen kann:
Eltern, die klein sind, können im allgemeinen keine großen Kinder haben. Akzeptieren Sie, daß Ihr Baby ein kleiner Esser ist. In diesem Fall ist es doch wichtiger, daß sich Ihr Kind wohl fühlt. In der falschen Hoffnung, daß ihr Kind groß und stark werden würde, neigen Mütter dazu, ihren Nachwuchs zu drängen.

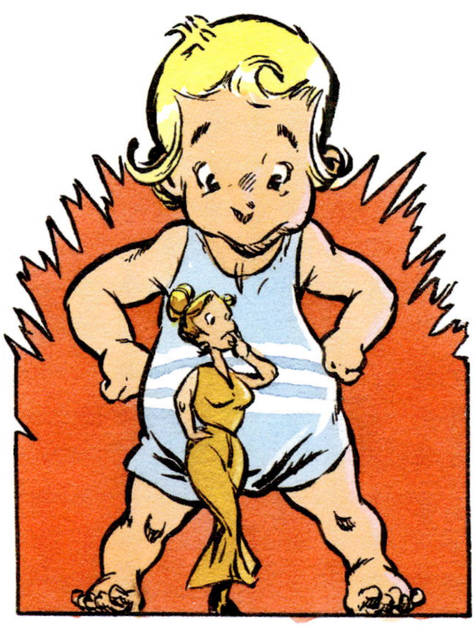

- Das Abstillen oder die Ernährungsumstellung ist oft ein Grund für Konflikte. Ein neues Nahrungsmittel muß schrittweise eingeführt werden. Am Anfang zieht das Baby Süßes vor. Sie können die Nahrung ruhig süßen.

- Ab dem 10. bis 12. Lebensmonat will das Baby kosten, was auch die Eltern essen. Lassen Sie es doch probieren, denn so lernt es, seine Nahrung zu variieren und Ihre Kochweise zu mögen.

- Um das zweite Lebensjahr kann der Umgang mit dem Kind schwieriger werden, und es kann weniger Hunger haben. Es stellt sich der Nahrung und der Mutter entgegen. Am Essen ist es nicht mehr interessiert. Das Kind spielt lieber, wird in Sachen Nahrungsmittel wählerisch und ißt weniger als zuvor (oder nur Pommes frites und Nudeln), aber dennoch wächst es und nimmt zu.

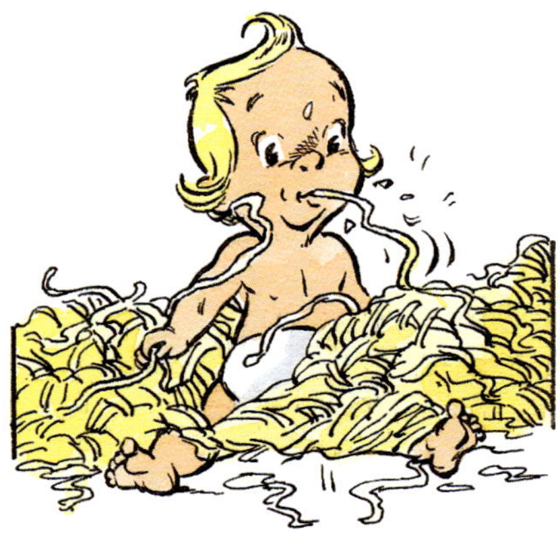

- In diesem Alter will das Baby alleine essen: Das Baby kann die Mahlzeit verweigern, wenn man es nicht mit seinem Löffel essen läßt. Finden Sie sich mit einem beschmierten Tisch ab: das ist ein Lernprozeß. Bewegen Sie Ihr Kind andererseits dazu, alleine zu essen, sobald es dazu fähig ist, und geben Sie ihm ein entsprechendes Besteck.

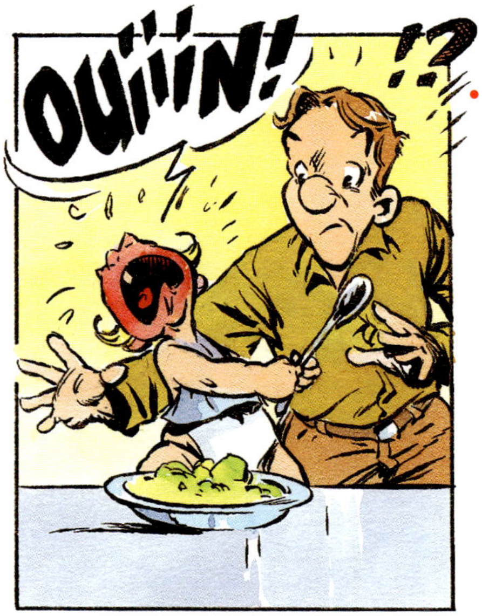

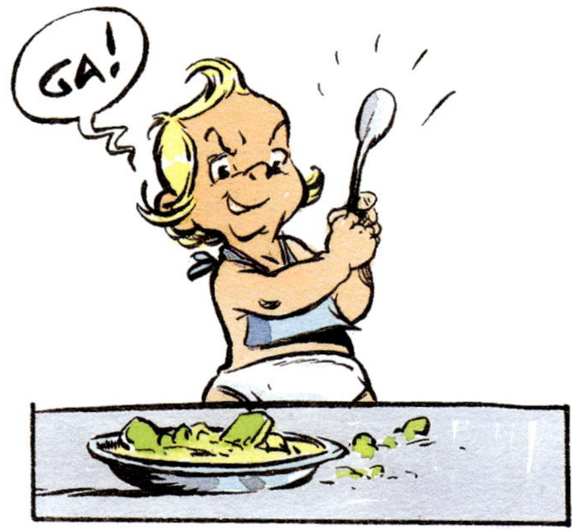

- Wichtigstes Prinzip ist es, das Kind nicht zu zwingen. Die Mahlzeit soll ein Vergnügen sein und nicht täglich im Schlachtfeld enden. Was den Appetit des Babys anbelangt, lassen Sie ihm genug Freiheit. Gehen Sie nicht das Risiko ein, daß das Baby ein negatives Verhältnis zur Nahrung bekommt. Ändern Sie nichts am geplanten Speiseplan, denn das Baby ist (möglicherweise) gerade dabei, Ihre Autorität zu testen. Sollte es ein Gericht gerade nicht mögen, nehmen Sie ihm einfach den Teller wieder weg und damit basta.

- Geben Sie dem Kind lieber weniger als zu viel, damit es das Essen nicht verweigert, sondern eher nach mehr verlangt.
- Servieren Sie den Teller, leer oder voll, gleichzeitig mit den anderen ab. Das Fortsetzen der Mahlzeit erfolgt ohne Sanktionen noch dem Entzug der Nachspeise.

- Zeigen Sie weder besondere Freude noch besondere Besorgnis, wenn das Baby das Gericht aufißt oder nicht aufißt.
- Respektieren Sie weitgehend den Geschmack des Babys. Normalerweise wählt das Baby instinktiv die benötigten Nahrungsmittel aus. Lehnen Sie sonderbare Mixturen ab: Puddingnudeln und Ähnliches.

- Machen Sie die Nahrung für das Auge attraktiv, indem Sie die Aufmerksamkeit des Kindes durch bunte Farben darauf lenken.

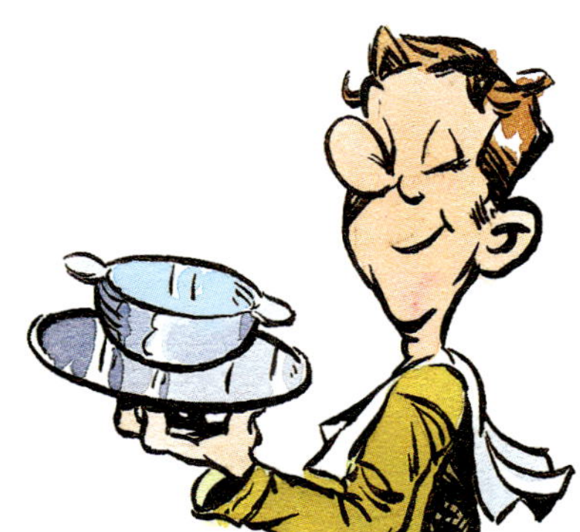

Ernährungsprobleme (Fortsetzung)

Übermäßiger Appetit

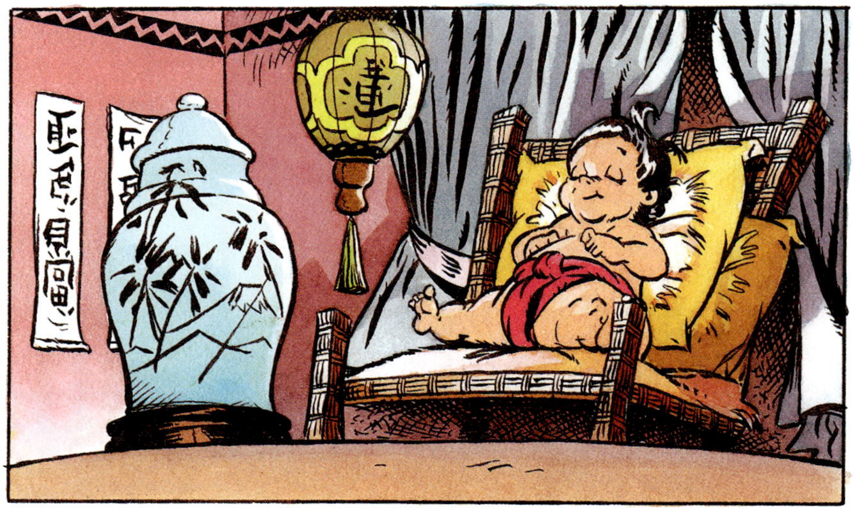

Dauernd hungrige Kinder veranlassen die Eltern selten zu einem Arztbesuch, da sie eher stolz darauf sind, wenn ihr Kind viel ißt. Übermäßiger Appetit ist verbunden:

- mit der Tatsache, daß innerhalb der Familie übermäßig viel gegessen wird, bzw. damit, daß das Kind am Essen besondere Freude hat.
- mit einer Reaktion auf psychologische Konflikte. Übermäßiger Appetit kann als Kompensation eine Folge von Appetitmangel sein oder ein gestörtes Verhältnis zur Nahrung ausdrücken.

- Einerseits gibt es Babys, die große Esser sind, andererseits muß sein Weinen nicht unbedingt Hunger bedeuten. Reagieren Sie nicht auf jeden Protest Ihres Babys mit Stillen oder dem Fläschchen. Das Baby kann für sein Weinen viele andere Gründe haben: es möchte in Ihren Armen liegen, es ist müde und möchte schlafen gehen, es hat Bauchkrämpfe oder es wird von einem Bäuerchen geplagt, das sich nicht lösen will. Nahrung auf Nachfrage bedeutet nicht Nahrung non stop!
- In der Kindheit erworbene Ernährungsgewohnheit können ins Wanken geraten. Selbst wenn übergewichtige Babys in Zukunft nicht unbedingt dick sein müssen, so ist dies dennoch das Schicksal vieler Babys, die viel essen. Wenn Sie dem Baby aus irgendeinem Grund Süßigkeiten geben, besteht die Gefahr, daß es später seine Bedürfnisse oder Frustrationen mit Nahrungsmitteln befriedigt.
- Geben Sie zwischen den Mahlzeiten nichts zu essen. Diese sollten nach Möglichkeit zeitlich fixiert werden.
- Möglicherweise hat Ihr Baby Darmwürmer!

Behandlung

Die Homöopathie ist eine gute Hilfe bei echten Appetitstörungen, die tatsächlich nur sehr selten vorkommen. Häufiger treten solche Probleme im Zusammenhang mit Lebensveränderungen, Nahrungsumstellungen und vorübergehender Unlust auf (beispielsweise aufgrund der Inkubation einer Viruserkrankung).

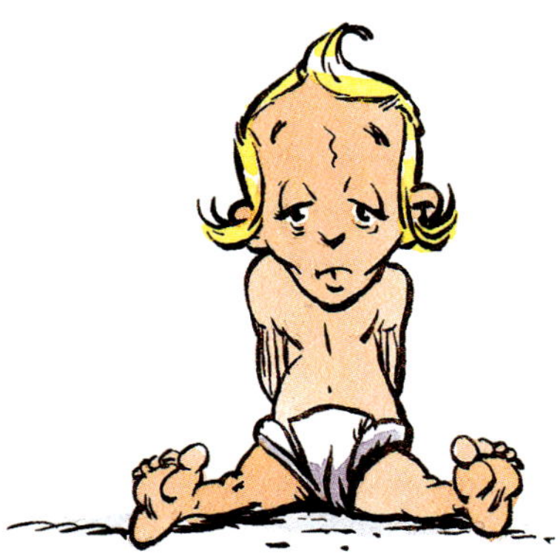

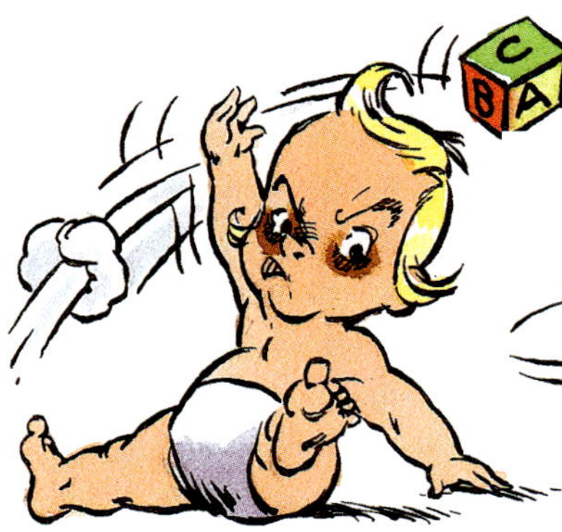

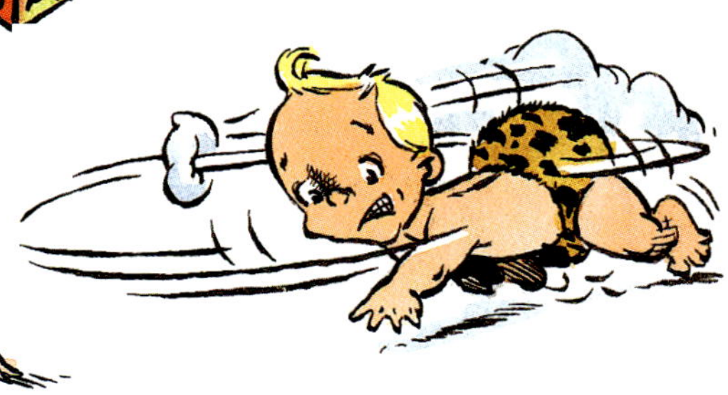

Natrium muriaticum D4 oder D6
Mager, blaß, ängstlich, traurig, aber verweigert jeglichen Trost; ölige und glänzende Haut; mag Salz, aber wenig Süßigkeiten; sehr durstig; hungrig, aber wird nicht dick; Risse der Unterlippe.

China D4
Übelgelaunter Meckerer, dickköpfig; verlangt nach einem Gegenstand und wirft diesen sogleich wieder weg, bläuliche Ränder um die Augen; unruhiger Schlaf, knirscht mit den Zähnen; reibt sich die Nase; konstanter Hunger; Hunger nach der Mahlzeit; Wurmbeschwerden.

Jodum D12
Ängstlich, unruhig, kann nicht an einem Ort bleiben; hungrig, aber bleibt mager; ihm ist immer zu warm; immer hungrig, niemals satt; mager trotz Schlingens; Durchfall entkräftet; Bläschen im Mund, Geschwürbildung am Mund.

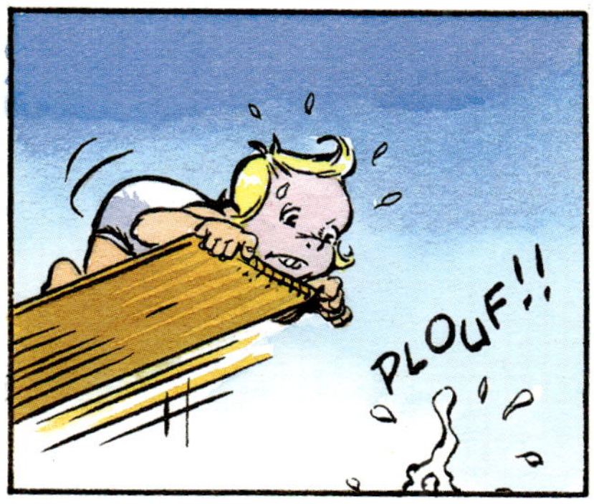

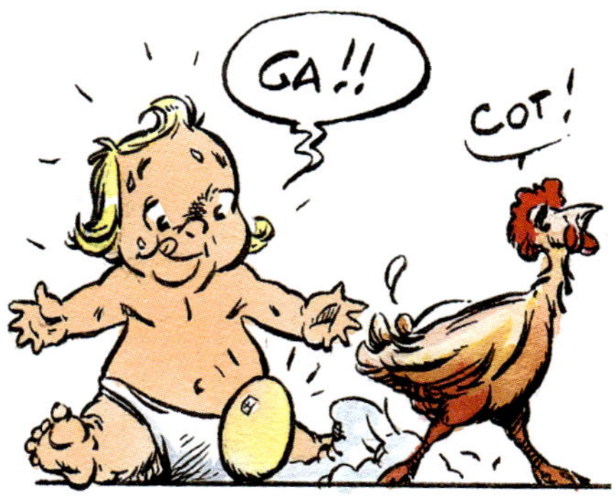

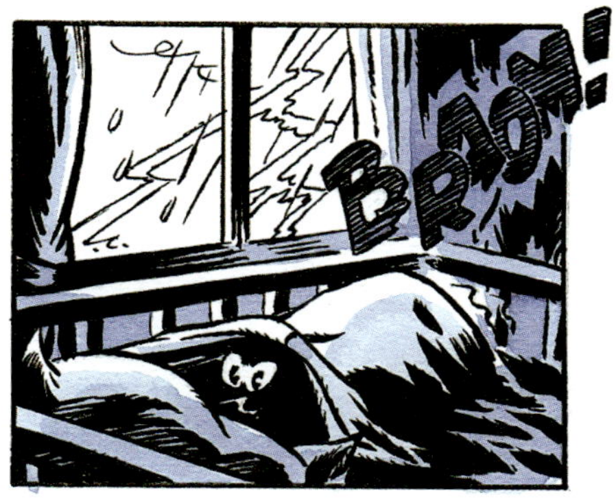

Argentum nitricum D12 (Globuli)
Mager, aufgeweckt, feinfühlig, ängstlich, immer getrieben; Angst vor Blackouts; nervöser Durchfall; grüner, flüssiger Stuhl; hungrig; ständiges Verlangen nach Süßigkeiten.

Calcium carbonicum D12 (Globuli)
Mollig, schlaff, träge, Kopfschwitzen, ihm ist nachts heiß; großer Appetit, verstopft, dabei Wohlbefinden; mag Süßigkeiten; Verlangen nach Eiern bei Krankheit und Rekonvaleszenz.

Phosphorus D12 (Globuli)
Groß, hager; unruhig, ängstlich, Angst vor Gewitter, Hunger nach der Mahlzeit, Angst vor Dunkelheit; Verlangen nach Salz, nach kalten Getränken und Nahrungsmitteln; mag nichts Mehlhaltiges; mag keine gekochte Milch, kein Fleisch und nichts Süßes.

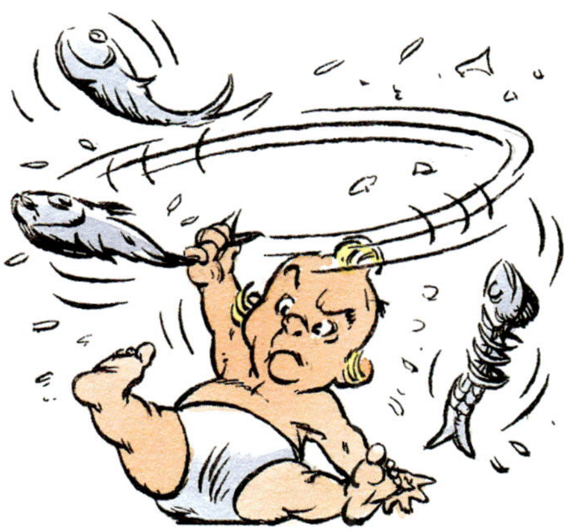

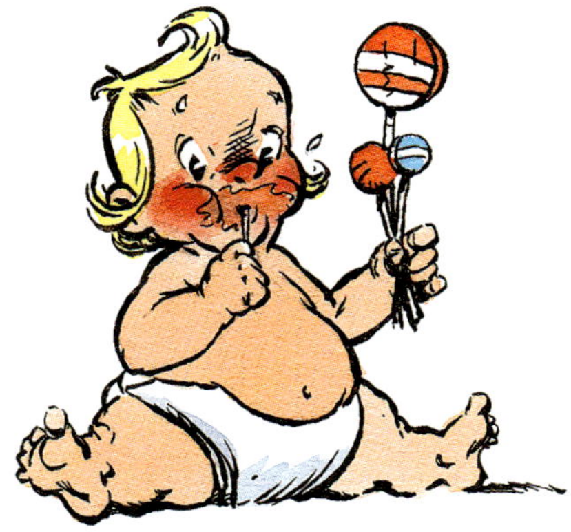

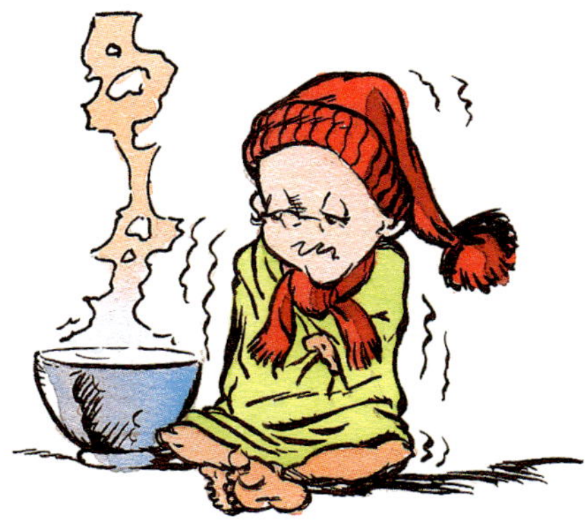

Graphites D12 (Globuli)
Dick, träge, fröstelnd, schüchtern, ängstlich, verstopft; großer Esser, mag keine Süßigkeiten und keinen Fisch; honiggelb nässende Ekzeme.

Sulfur D12 (Globuli)
Dickes Kind mit rotem Gesicht, mag nicht gewaschen werden; neigt zu Ekzemen; kleiner Appetit, aber Heißhunger am Ende des Vormittags; mag kein Fleisch, nichts Fettes und keine Milch; fühlt sich von Süßigkeiten und würzigen Speisen angezogen.

Arsenicum album D12
Bleich, mager, fröstelnd, pedantisch, Verlangen nach heißen Getränken; Bauchweh nach kalten Getränken, Eis oder Eiscreme (kann erbrechen); Magenverstimmung nach Obst.

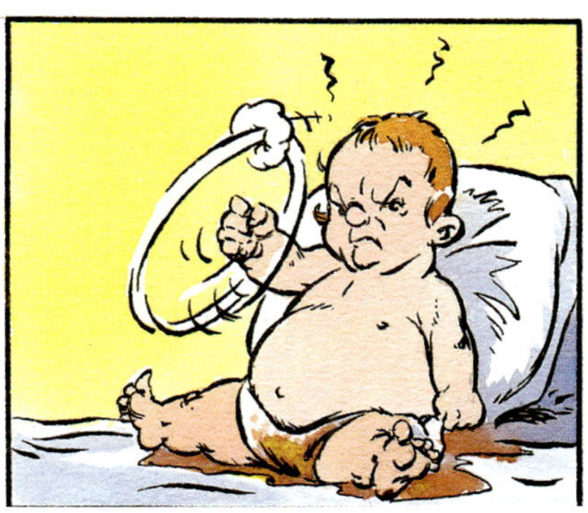

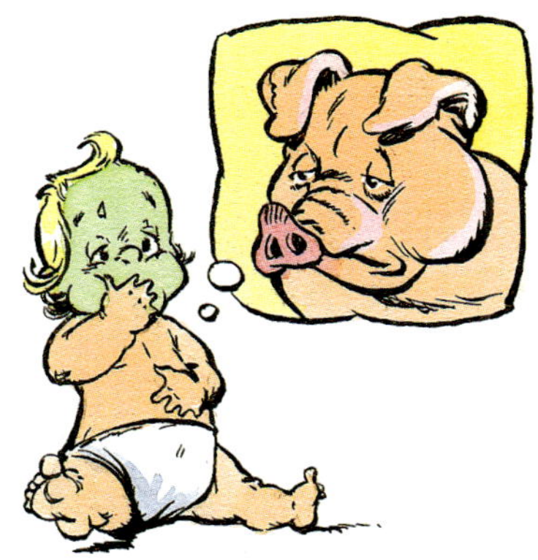

Antimonium crudum D12
Dick, bleich, schlaff; schwieriger Charakter, will weder berührt noch angesehen werden; großer Esser; anfällig auf Durchfall bei Hitze, mag kein Obst; Zunge hat weißen Belag, sämig, wie Milch.

Pulsatilla D4
Weint leicht, mag Trost, schüchtern, sanftes Wesen; Abneigung gegen heiße, fette und üppige Nahrungsmittel; Verlangen nach kalten Nahrungsmitteln, nach Obst, nach Eis (wird schlecht vertragen); Übelkeit nach Schweinefleischgenuß.

Tipps und Tricks

Appetitmangel

- Ein Spaziergang in der frischen Luft regt den Appetit an.
- Avena sativa D3 + Afalfa D3 + Calcium phosphoricum D12 (Dr. Valette) 10 Tropfen in ein wenig Wasser, 15 Minuten vor dem Essen[1]
- Bitterdisteltee: eine Tasse vor dem Essen
- Getreidekeime
- Homöopathische Mischung: Aprotonum similiaplex
- Spurenelemente: Mangan-Kupfer-Kobalt; Kupfer-Gold-Silber; Zink-Kupfer.

[1] Anm.: Da Babys und Kleinkinder den in homöopathischen Tropfen enthaltenen Alkohol noch nicht verarbeiten können, empfiehlt es sich, die angegebenen Präparate in Form von Globuli zu verabreichen. Bitte kontaktieren Sie im Zweifel Ihren Homöopathen. Siehe auch S. 29

Das Reinwerden

Hierbei handelt es sich um eine sehr wichtige Errungenschaft im Zuge der Entwicklung des Babys, aber seien Sie sich darüber im Klaren, daß dies nicht etwas Erlerntes ist, sondern ein Entwicklungsstadium, wie das Laufen oder das Sprechen. Das Kind muß dazu bereit sein. Im Alter von etwa 2 Jahren wird das Baby tagsüber rein. Mit der nächtlichen Sauberkeit kann man erst viel später rechnen: ab etwa 2,5 bis 3 Jahre.

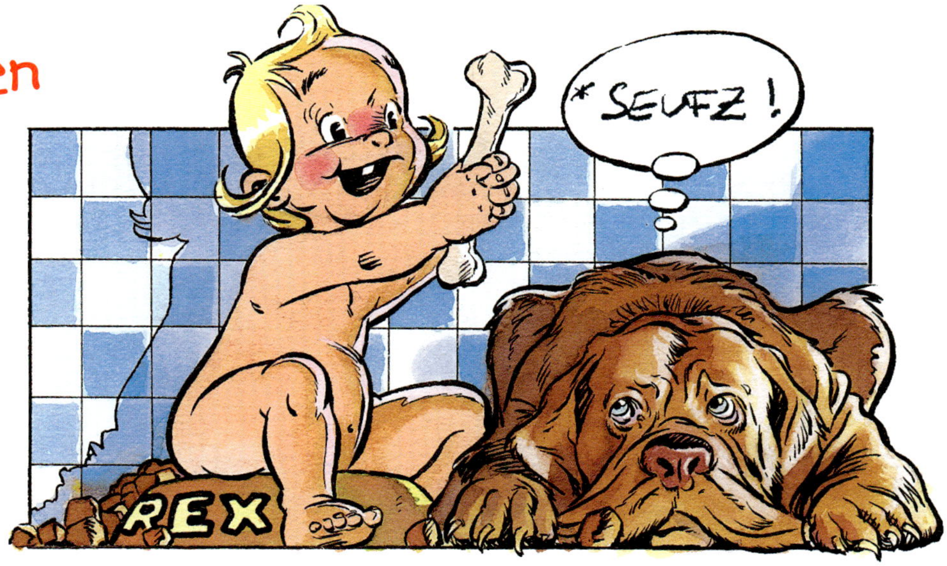

Was man tun und was man vermeiden sollte

Das Reinwerden am Tag

- Das Reinwerden sollte für das Kind nicht zum Zwang werden. Versteifen Sie sich also nicht darauf. Ein 12 Monate altes Baby hat keinerlei Vorstellung von Sauberkeit und ist auch nicht zum Reinwerden bereit. In diesem Alter hat es noch keinen Ekel vor seinem eigenen Kot. Also kein Geschrei, keine Quälereien und Demütigungen, denn auf lange Sicht können diese zu seelischen Störungen führen.

- Vor einem Alter von 20 bis 24 Monaten sollte das Reinwerden noch kein Thema sein: Die Funktionsfähigkeit der Schließmuskeln (Muskeln, die die Blase und den After kontrollieren) ist vorher noch nicht vollständig gewährleistet. Ein Baby erkennt zwar recht bald, daß es gerade „Klein" oder „Groß" macht, aber es versteht nicht, warum es sein Bedürfnis, welches auch immer ..., zurückhalten soll, besonders, wenn sowieso seine Eltern gleich zur Stelle sind. Lassen Sie es aber auch nicht in seinen Exkrementen liegen, nur weil sie ein Trauma verhindern wollen.

- Das Alter zum Reinwerden variiert stark von einem Kind zum anderen. Üblicherweise hat das Kind früher Kontrolle über seinen Urin als über seinen Stuhl.

- Um den 20. bis 21. Monat können Sie es auch einmal ohne Windeln versuchen: Wenn sie den richtigen Zeitpunkt gewählt haben, wird das Baby von einem Tag auf den anderen sauber. Hat es nicht geklappt, versuchen Sie es lieber später noch einmal.

- Keine langen Töpfchensitzungen und besonders nicht die Bemerkung „Du wirst so lange nicht aufstehen, bis du fertig bist!", oder andere mehr oder weniger barbarische Strafen!

- Manche Babys machen gerne „Klein" in das Töpfchen, aber leider nicht „Groß". Sie können ruhig eine Zeit lang Windeln für den Stuhlgang anbieten. Auch dieses Problem wird sich bald legen.

- Das Baby muß fühlen, daß Sie sich darüber freuen, wenn es rein wird, aber zwingen Sie es nicht, denn manche Babys blockieren plötzlich und bekommen Verstopfung.

- Zeigen Sie Ihrem Kind in aller Ruhe, wie sehr Sie sich über seine Fortschritte freuen, aber seien Sie nicht bei jedem Vorfall oder Unfall beunruhigt. Sie sollten nicht nach jeder Sitzung den Töpfcheninhalt zu genau inspizieren.

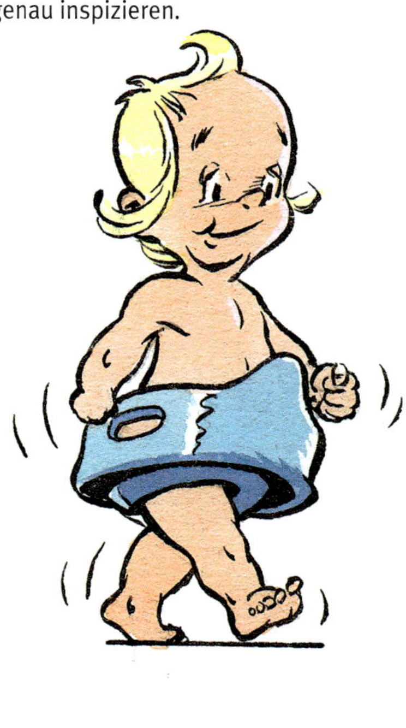

- Manche Babys mögen das Töpfchen nicht und wollen wie alle anderen Familienmitglieder aufs normale WC gehen. Verwenden Sie in diesem Fall einen passenden WC-Aufsatz.

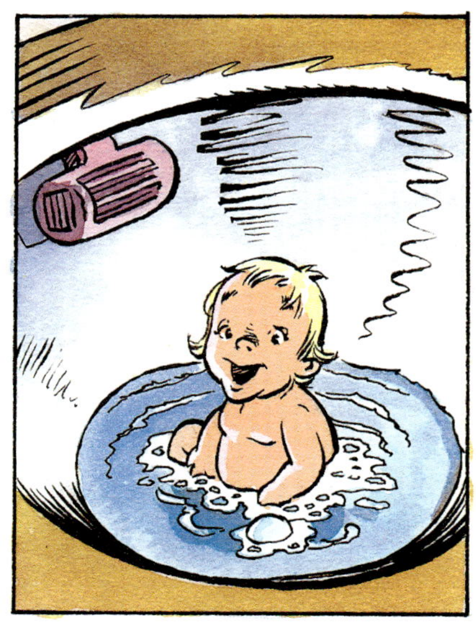

- Irgendwann wird Ihr Baby sicherlich freiwillig sauber. Entweder will es Ihnen eine Freude machen, oder es empfindet das Töpfchen angenehmer als die Windel.

- Die Sauberkeit ist ein natürliches Phänomen. Sobald das Baby seine Schließmuskeln kontrollieren kann, wird es, trotz aller vorherigen Anstrengungen der Eltern und diverser medizinischer Behandlungen, sauber. Im schlimmsten Fall muß es bei seiner Sozialisierung (Kinderkrippe, Kindergarten ...) akzeptieren, ohne Windeln zu leben, denn es wird die Sache genauso machen wollen wie alle anderen Kinder auch.

- Es ist ein rein erzieherisches Problem, daß das Baby auch beim Stuhlgang keine Windeln mehr braucht. Deshalb schlagen wir dafür keine homöopathische Behandlung vor.

Das Reinwerden bei Nacht

- Selbst wenn Sie dem Kind beibringen können, bei Tag sauber zu sein, kann dies für die Nacht praktisch unmöglich sein. Sehr häufig gelingt es ihm bei Nacht nicht, die Blase zu kontrollieren: dieses Problem nennt man Enuresis oder schlichtweg Bettnässen.

- Erkären Sie dem Kleinkind, wie die Blase funktioniert. Wenn nötig, lassen Sie das den Arzt machen: die Blase füllt sich und muß sich dann wieder leeren. Die Blase eines Kindes ist im Verhältnis zu der eines Erwachsenen viel kleiner, weshalb die Notdurft des Kindes auch viel größer ist. Das ist eine Erklärung für die dringenden Bedürfnisse des Babys, und man versteht, daß es sich deshalb nicht so lange zurückhalten kann. Abgesehen davon, haben die Muskeln, die die Blase kontrollieren, noch nicht die nötige Kraft.

- Es ist nichts Außergewöhnliches, wenn ein 3jähriges Kind nachts noch nicht rein ist ... Wenn es aber tagsüber noch immer seine Windeln braucht, sollten Sie darüber mit Ihrem Arzt sprechen, denn dabei könnte es sich um eine Harnwegsanomalie handeln (kleine Ausrutscher von Zeit zu Zeit sind aber nicht schlimm). Normalerweise wird das Kind nachts erst um das 5. Lebensjahr sauber.

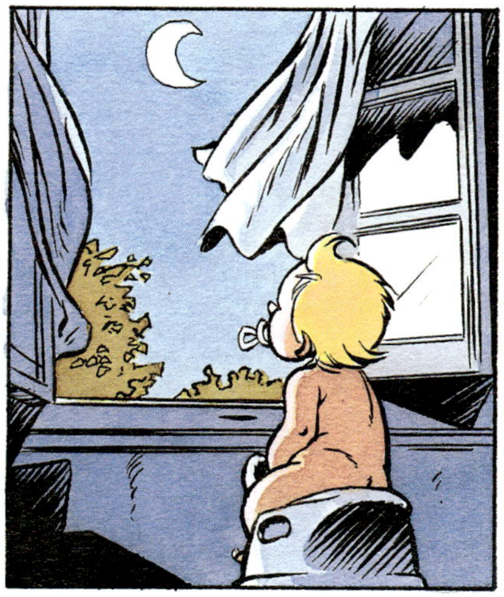

- Unterscheiden Sie 2 verschiedene Fälle:
  - Ein Kind, das keinerlei Anzeichen macht, nachts sauber zu werden: Lassen Sie das Baby untersuchen, um eine organische Ursache beseitigen zu können; in den meisten Fällen kann das Baby die Blasenfunktion nicht kontrollieren.
  - Ein Kind, das nachts bereits sauber ist, sich aber plötzlich wieder „naß macht“: hierfür findet man häufig auch einen psychischen Grund.

- Warten Sie, bis die Windeln beim Mittagsschläfchen und in der Nacht sauber bleiben, und lassen Sie sie dann probeweise einfach weg.

- Warten Sie, bis das Kind plötzlich von sich aus vorschlägt, die Windeln wegzulassen.

- Es hat wenig Sinn, dem Baby vor dem Schlafengehen die Windel wegzunehmen, um es zum Pipimachen zu zwingen. Es ist noch zu klein, um den Grund dafür zu verstehen.

- Jene Babys, die nachts ins Bett machen, haben wahrscheinlich einen sehr tiefen Schlaf. Frühmorgens stellen die Babys dennoch fest, daß sie naß sind, jedoch stört sie das nicht weiter. Das liegt daran, daß man ihnen tagsüber die Windeln läßt und sie schon an einen nassen Po gewöhnt sind.

- Wichtigster Punkt beim Reinwerden ist die Vermeidung jeglicher Konflikte. Außerdem sollte man das Kind nicht dazu zwingen, auf das Töpfchen zu gehen oder zum Pipimachen drängen, wenn es gerade keine Lust hat. Dieses Problem wird sich von alleine lösen.

Behandlung

Hilfsmittel gegen Enuresis bei Nachtbeginn

Kreosotum D6
Das Baby schläft nur ein, wenn man es liebkost; empfindliches Zahnfleisch; Zahnkaries oder kaputte Zähne

Sepia D6 (nur als Tabletten oder Dilution)
Das Baby ist gerne alleine; ärgert sich über die anderen und auch über sich selbst; Angst am Abend; Milch verursacht Durchfall.

Causticum D6
Ängstlich, abends unruhig; will nicht alleine ins Bett gehen, fürchtet die Nacht; unruhiger Schlaf; feige; ist auch tagsüber nicht rein.

Hilfsmittel bei nächtlichen Vorfällen

Belladonna D6
Bettnässen mit unruhigem Schlaf; schläfrig, aber kann nicht mehr schlafen.

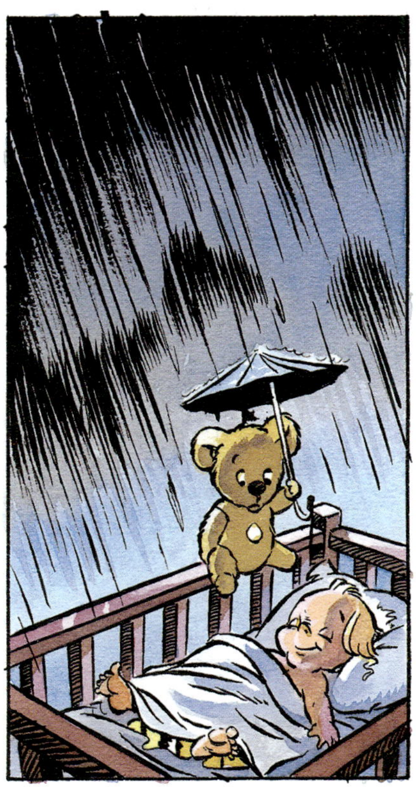

Hilfsmittel für die ganze Nacht

Cina D4
Mürrisch; Juckreiz am After, Darmwürmer, blaue Ringe um die Augen, lehnt ab, was man ihm anbietet.

Plantago D6
Schlechte Zähne; viel Urin bei Nacht, wenig Urin am Tag.

Equisetum D4
Viel Urin; kann sich auch tagsüber naß machen; empfindlich im Bereich der Blase.

Tipps und Tricks

- Pflanzen: Zypresse, Schachtelhalm
- Homöopathisches Produkt: Solidago similiaplex Tropfen oder Ura ursi oplx. Forte 3 x 15 Tropfen täglich
- Spurenelemente: Zink-Kupfer

Die Sprache

„Die Sprache ist dem Menschen eigen", und ihr Erwerb ist nur in einer Gesellschaft möglich (siehe Wolfskinder). Anfangs kann das Kind nur durch Mimik und Gestik, sowie durch Schreien kommunizieren. Der Spracherwerb ist ein komplexer Prozeß, der durch die Gehirnfunktion angeregt wird. Voraussetzung ist die Funktion einer ganzen Reihe von Fähigkeiten: das Hören, das Gedächtnis, die Muskelkontrolle, die Psyche, etc. Die unzureichende Ausbildung eines einzigen Elements führt dazu, daß die Sprache nicht oder nur schlecht erlernt wird.

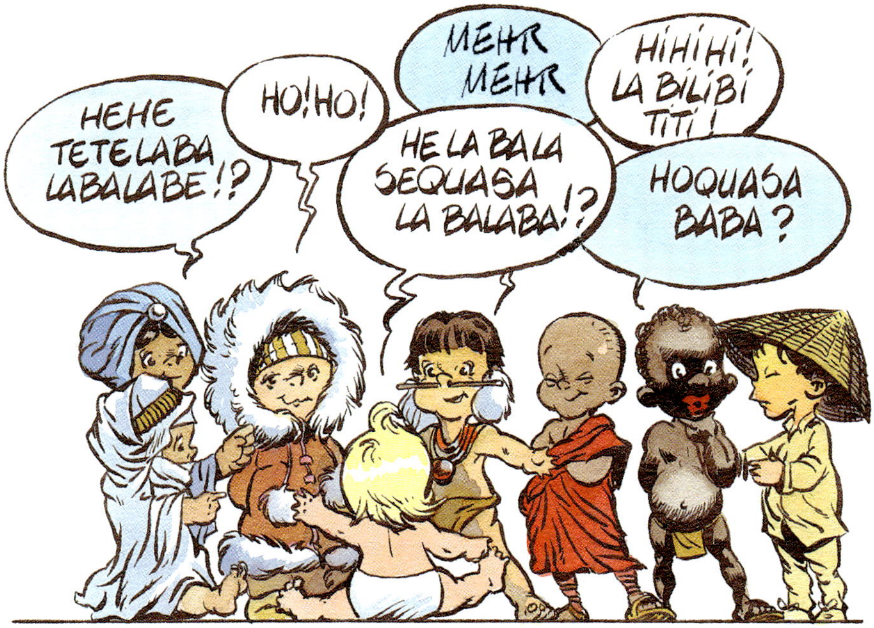

- Im Normalfall wird die Sprache ab dem zweiten Lebensjahr schrittweise erworben.
  - Die Sprache des Babys besteht bis zum 6. Monat aus Lallen und Tonübungen.
  - Ab dem 6. Monat beginnt das Baby, die Töne seiner Umgebung nachzuahmen.
  - Ab dem 9. Monat gibt es einfache Konsonant-Vokal-Folgen wie „ma-ma" von sich.
  - Ab dem 1. Lebensjahr hat das Baby seine eigene Sprache. Es gibt unverständliche Worte mit starker Betonung von sich.
  - Um den 15. – 18. Monat kann es schon ein paar Worte, wie Mama, Papa, die Namen von ein paar Personen und Dingen sagen; es versteht alles, und es kann einfachen Aufforderungen Folge leisten.
  - Ab dem 20. – 24. Monat beginnt das Kind, Interesse für die Sprache zu entwickeln. Es wiederholt Wörter oder zumindest Wortendungen und zeigt auf Dinge, damit man sie ihm nennt.
  - Ab dem 2. Lebensjahr entwickelt sich die Sprache immer schneller. Das Kind assoziiert zwei Wörter und kann insbesondere kurze Sätze mit einer signifikanten Betonung bilden.
  - Mit 3 Jahren ist das Kleinkind in der Lage, sich allgemein verständlich auszudrücken. Bisher bezeichnete es sich nur als „Baby", nun aber spricht es von sich selbst in der ersten Person („ich").

- Diese Aufzählungen sind nur Anhaltspunkte, denn normalerweise entwickeln sich die Kinder ganz unterschiedlich. Manche sprechen früher, andere erst später. Einstein sprach beispielsweise mit 4 Jahren noch immer nicht, was seine Eltern sehr beunruhigte.

- Man muß die Entwicklung des Kindes im Ganzen betrachten (Muskelkontrolle, Sauberkeit, Sprache) und darf sich nicht auf Einzelaspekte beschränken. Ein Kind kann beispielsweise beim Spracherwerb im Rückstand sein, während es ganz normal laufen lernt und seine manuellen Fähigkeiten zufriedenstellend entwickelt. Das muß Sie nicht beunruhigen, denn das Kind lernt je nach Gebiet unterschiedlich schnell.

Hauptprobleme beim Spracherwerb

1) Artikulationsprobleme

Das Kleinkind versteht ein Wort und bedient sich dessen richtig, macht aber immer den gleichen Aussprachefehler. Beispielsweise sagt es statt „Schokolade" „Sokolade". Das ist bis zum 5. Lebensjahr ganz normal. Später sollte man jedoch einen Logopäden aufsuchen und eine Sprachschulung anstreben.

Das Kind spricht durch die Nase: es gelingt ihm z. B. nicht, ein „R" oder ein „S" auszusprechen. Hierfür könnten große Mandeln, Wucherungen oder eine Mißbildung des Gaumens die Ursache sein.

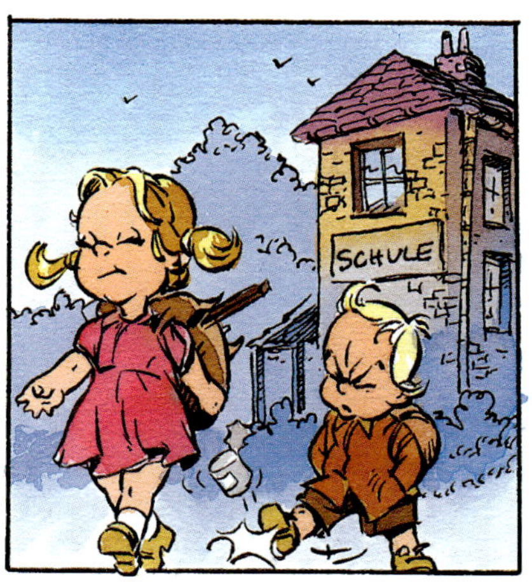

2) Probleme mit einzelnen Wörtern

Das Kind wiederholt einzelne Wörter korrekt, aber es hat Schwierigkeiten, diese zu assoziieren, um einen ganzen Satz bilden zu können. Manchmal kann Stottern als Sprachrückstand gedeutet werden. Ist das Kind älter als 4 Jahre, muß der Sprachrückstand von einem Arzt beurteilt und logopädisch betreut werden.

3) Rückstand beim Spracherwerb
Hängt häufig mit Punkt 2 zusammen. Dürftiger Wortschatz, mangelhafter Satzbau mit oft umgekehrter Wortstellung. Beispielsweise „Spielzeug Papa hat kaputt gemacht“. Dies muß rechtzeitig vor Schuleintritt beseitigt werden, sonst besteht die Gefahr eines nicht aufholbaren Rückstands beim Lesenlernen. Die Schwierigkeiten beim Schreiben sind häufig mit dem Rückstand beim Spracherwerb verbunden. Dies betrifft jedoch nur Kinder über 3 Jahre. Man schätzt, daß 3 % - 8 % der dreijährigen Kinder Sprachprobleme haben. Knaben sind doppelt so oft davon betroffen wie Mädchen. Oft gibt es ähnliche Fälle in der Familie. 80 % der Schwierigkeiten betreffen die Aussprache, 70 % davon betreffen den Umfang des Wortschatzes und die Ausdrucksweise, 30 % das Sprachverständnis. Am gravierendsten sind Probleme beim Verstehen der Sprache. Mit ungefähr 7 – 8 Jahren haben 20 % dieser Kinder noch immer Schwierigkeiten. Diese manifestieren sich in Schulproblemen: Mathematik, Lesen, Rechtschreibung.

Was man tun und was man vermeiden sollte

- Es ist wichtig, mit den Kindern so oft wie möglich zu sprechen: ohne Anregung kann eine Sprache nicht erlernt werden. Kinder, die gemeinsam erzogen werden, sind meistens im Rückstand, so z. B. Zwillinge; das ältere Kind spricht früher als die anderen Kinder in der Familie.
- Lassen Sie eine HNO-Untersuchung machen, um eine mögliche Schwerhörigkeit festzustellen.

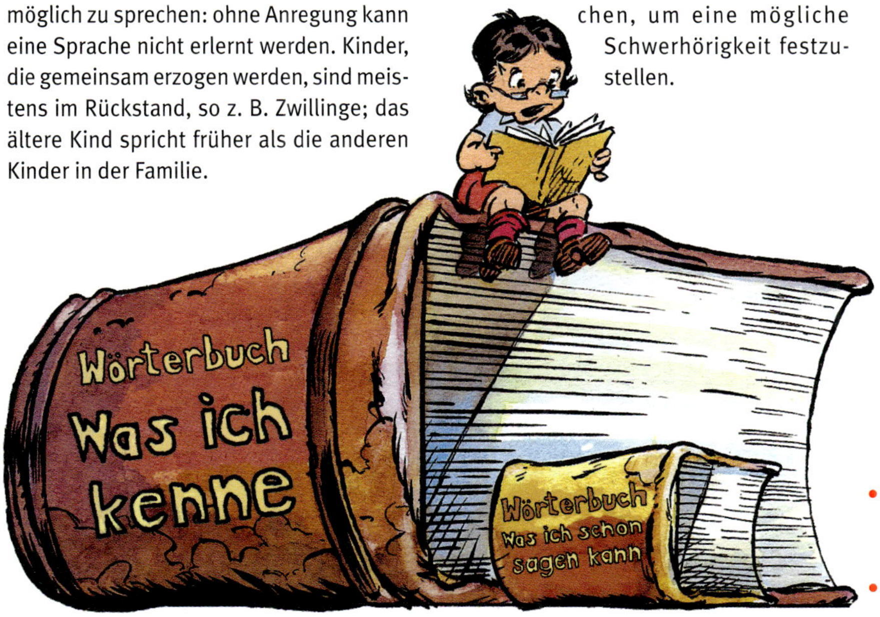

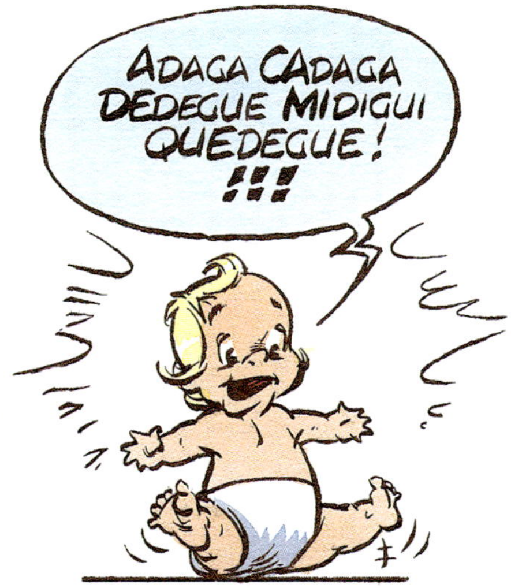

- Das Verstehen der Wörter ist wichtiger als ihre Aussprache. Kinder verstehen mehr Wörter, als sie tatsächlich aussprechen können. Tests führen zu überraschenden Ergebnissen!
- Wenn das Kind keinerlei Anstalten zum Sprechen macht, könnte es sich um ein Hörproblem handeln (mehr oder weniger ausgeprägte Schwerhörigkeit). Lassen Sie bei einem Spezialisten (HNO–Arzt) einen Test machen.
- Wenn ein Kind alle Arten von Lärm (Musik, Radio oder Fernsehen, Straßenlärm, ...), aber nur schlecht menschliche Worte hört, kann es sein, daß es Probleme mit hohen Tönen hat. In diesem Fall wird es Schwierigkeiten bei der Aussprache gewisser Konsonanten („S“ im speziellen) bekommen.
- Ein Kind will nur dann sprechen, wenn es auch zur Kommunikation bereit ist. Manche Kinder sprechen nicht, weil sie völlig in ihrer eigenen Welt leben.
- Helfen Sie einem Kind, das nicht spricht und dem es nicht gelingt, sich zu verständigen: es liegt vielleicht daran, daß es nicht sprechen kann. Wenn Sie es drängen, reagiert es möglicherweise mit einem Wutanfall.
- Wundern Sie sich nicht über einen leichten Rückstand beim Spracherwerb, wenn das Kind in einer zweisprachigen Umgebung aufwächst: es hat zwei Sprachen zu erlernen. Üblicherweise kommt es vor, daß es anfänglich die beiden Sprachen mischt. Später wird es mit Sicherheit den Unterschied erkennen.
- Sprechen Sie mit Ihrem Kind ganz normal, und vermeiden Sie die Babysprache.
- Manche Kinder sprechen sehr lange die Babysprache, was sich aber im ersten Schuljahr legen wird. Das betrifft meist das jüngste Kind der Familie. Sie wollen doch auch, daß es sich weiterentwickelt?
- Kritisieren Sie nicht ständig seine Babysprache. Verlangen Sie von einem 2jährigen Kind keine „akademische“ Ausdrucksweise.
- Die Sprache eines Kindes (wie vieles andere auch) kann aus den verschiedensten Gründen vorübergehend regredieren: Krankheit, Geburt eines Geschwisterchens, Veränderung in der Familie, Aufnahme in die Kinderkrippe ... Sorgen Sie sich nicht! Das geht vorbei.

Die Sprache ... Behandlung

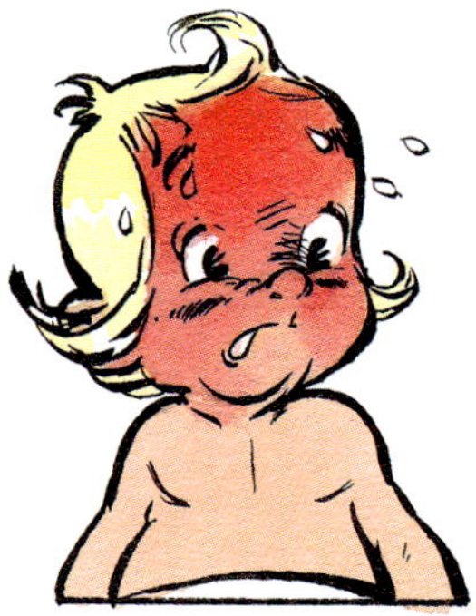

Belladonna D12 oder D30*
Extreme Redseligkeit, jedoch unverständlich; zusammenhangslose Antworten; Tendenz zum Stottern; aufgeweckt und zappelig, aber bei Krankheit niedergeschlagen.

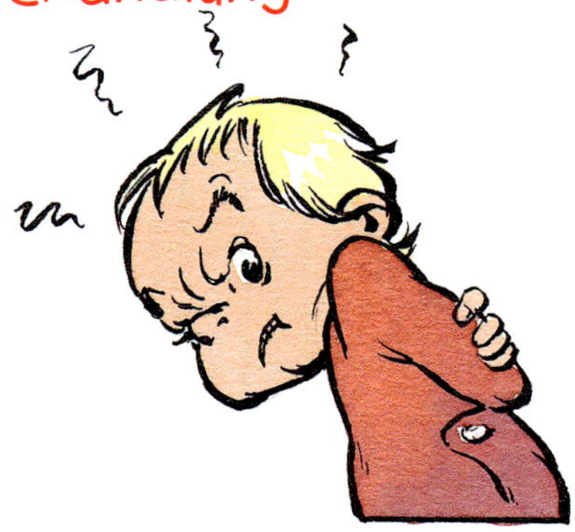

Bryonia D12 oder D30 (Globuli)
Mürrisch, schweigsam, verdrießlich, jede gestellte Frage irritiert; geschwätzig, aber zusammenhangslose Sprechweise.

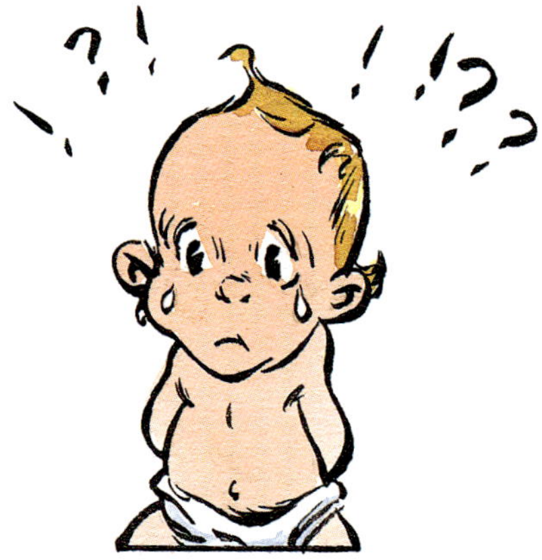

Causticum D12 oder D30 (Globuli)
Weinen wegen Nichtigkeiten; findet nicht die richtigen Worte, vertauscht Silben und Buchstaben, stammelt, beginnt mit einem Satz und kann ihn nicht beenden, Schweigsamkeit, Stottern bei Ärger.

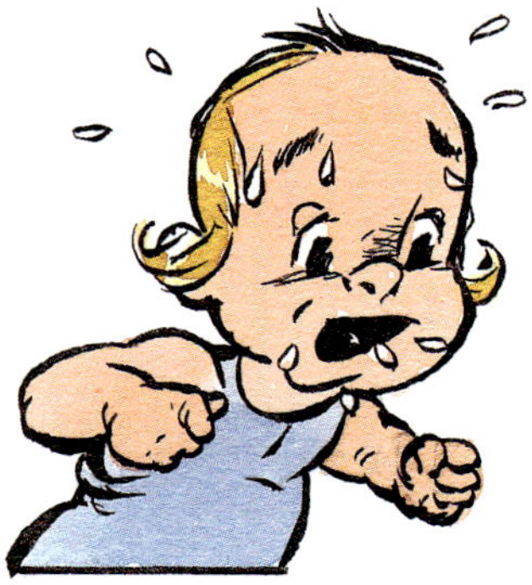

Mercurius solubilis D12 oder D30 (Globuli)
Langsam beim Beantworten von Fragen, unverständliche Sprechweise, spricht schnell und stottert.

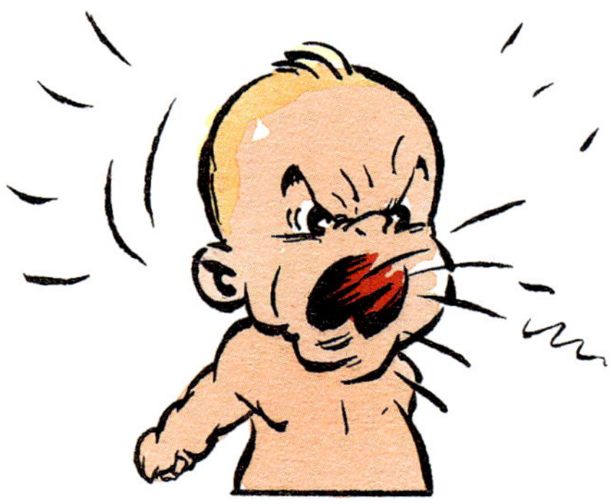

Hyoscyamus D12 oder D30 (Globuli)
Schwieriger Charakter, ungestüm; geschwätzig, kraftvolle und laute Ausdrucksweise, Worte ergeben keinen Sinn, trifft nicht das richtige Wort.

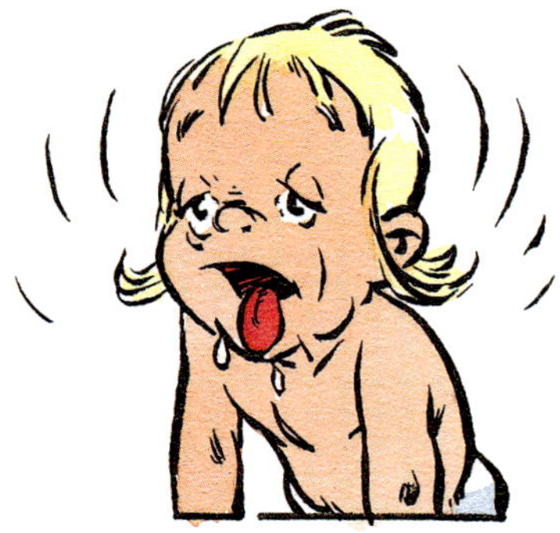

Stramonium D12 oder D30 (Globuli)
Geschwätzig, spricht überhastet; stottert; muß sich anstrengen, bevor es ein Wort ausspricht; Angst davor, in der Nacht alleine zu sein, gesteigerte Vorstellungskraft.

Heilmittelliste
Wählen Sie das Heilmittel anhand verschiedener Kriterien aus, die weitgehend Ihrem Kind entsprechen (D12 od. D30 1 - 2 Mal pro Tag).

- **Geschwätzigkeit**
  - Bryonia
  - Hyoscyamus
- **Stocken beim Reden**
  - Nux moschata: schläft viel; wechselhafte Stimmung.
- **Zusammenhangslose Sprechweise**
  - Bryonia
  - Hyoscyamus
  - Lachesis: extreme Redseligkeit; erträgt keine Einengung am Hals.
  - Phosphorus: schlank und groß; panische Angst vor einem Gewitter; feinfühlig; redselig.
  - Stramonium
- **langsame Sprechweise**
  - Helleborus
  - Lachesis
- **überhastete Sprechweise**
  - Hepar sulfuris
  - Hyoscyamus
  - Lachesis
  - Mercurius solubilis
- **unverständliche Sprechweise**
  - Belladonna
  - Hyoscyamus
  - Stramonium
- **Schweigsamkeit**
  - Belladonna
  - Nitricum acidum
- **Stottern**
  - Belladonna
  - Causticum
  - Mercurius solubilis
  - Nux vomica
  - Stramonium

Tipps und Tricks

- Die audio-phonologische Methode von Dr. Tomatis brachte sehr gute Resultate hervor, wenn die Anordnungen befolgt wurden und die Sprachschulung richtig gemacht wurde.
- Gute Resultate sind nur dann möglich, wenn lange genug therapiert wird. Ist das Verhältnis des Kindes zum Logopäden gut, werden auch die Fortschritte besser sein.
- Spurenelemente:
  Lithium (nervöse Kinder).

* Eine Rücksprache mit dem Arzt ist in diesen Fällen empfehlenswert.

Anwendung der Arzneimittel

Zur Erinnerung hier ein paar Anwendungsprinzipien der homöopathischen Heilmittel. Außerdem geben wir Ihnen besondere Hinweise zur Einnahme solcher Arzneien.

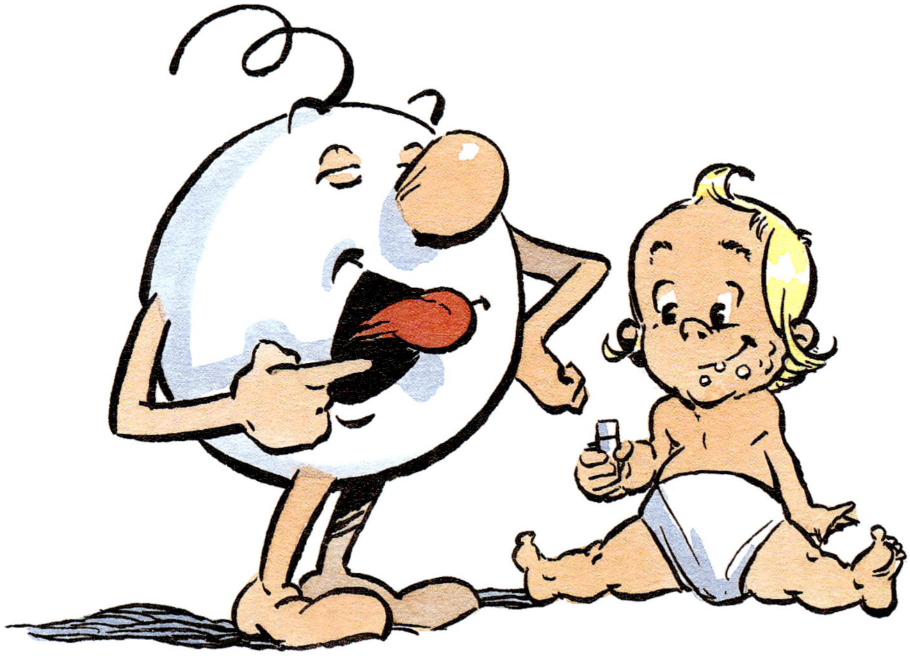

- Arzneimittel ohne genauere Angabe geben Sie in D4, D6 oder D12.

- Globuli können direkt oder in ein wenig Wasser aufgelöst eingenommen werden. Man kann auch ein Fläschchen zubereiten, wobei Sie 50 g Wasser mit etwa 8-10 Globuli vermischen und das Fläschchen über den Tag verteilt, beispielsweise einmal pro Stunde, geben. Seien Sie geduldig, denn Globuli lösen sich nur langsam auf. Erwärmen Sie das Fläschchen nicht, denn Hitze zerstört die Wirkung des Mittels.

- Geben Sie homöopathische Mittel nicht nach einer Mahlzeit, sondern warten Sie mindestens 1/2 Stunde (außer in Notfällen).

- Manche vorhergehende Behandlungen durch Impfstoffe, Antibiotika und Cortison können die Wirkung des homöopathischen Mittels stören. In diesem Fall ist eine Vorbehandlung nötig. Suchen Sie Ihren Homöopathen auf.

- Sie sollten während der Behandlung vermeiden, die Brust einzucremen (z.B. mit einem Hustenbalsam), denn zu viele Salben können die Wirkung des Mittels hemmen.

- Keine Panik, wenn das Kind ein ganzes Röhrchen voll Globuli schluckt. Es besteht keine Gefahr.

- Zerbrechen Sie sich nicht den Kopf über die genaue Anzahl der Globuli. Wichtiger ist die Potenz, die richtige Wahl des Mittels und die Häufigkeit der Einnahme. Um eine Tür zu öffnen, reicht nur ein Schlüssel, nämlich der richtige!

- Nach der Einnahme des Mittels kann man manchmal eine vorübergehende Verschlimmerung der Symptome beobachten. Dies beweist, daß Sie das richtige Mittel gewählt haben!

- Wenn Sie zwischen mehreren Arzneien schwanken, können Sie problemlos gleichzeitig 2 oder 3 Mittel geben. Auf diese Weise entstehen auch Komplexmittel.

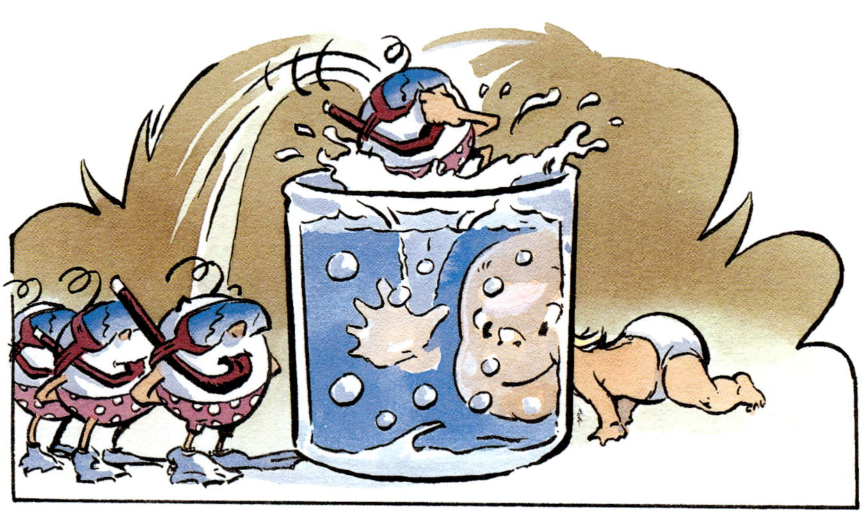

- Präparate mit niedriger Potenz können häufig gegeben werden: in akuten Fällen zum Beispiel jede Viertelstunde. Bei Besserung muß man den Zeitraum vergrößern. Wenn keine schnelle Besserung eintritt, konsultieren Sie Ihren Arzt.

- Die Präparate höherer Potenz (D12, D30) werden weniger häufig eingenommen: 1 bis 2 Mal pro Tag, 1 Mal pro Woche oder pro Monat.

- Bei Veränderung der Anzeichen verändert sich auch das homöopathische Präparat! Aus diesem Grund verwendet man in akuten Fällen üblicherweise Komplexmittel. Ihre Zusammenstellung entspricht dem Krankheitsverlauf. Komplexmittel erhalten Sie vorwiegend in Form von Tropfen oder Tabletten. Die Tropfen enthalten immer Alkohol.[1] Geben Sie einige Tropfen in ein bißchen Wasser, oder bereiten Sie ein 50g-Fläschchen mit etwa 10 Tropfen zu, das Sie dann über den Tag verteilt geben.
  Zerkleinern und lösen Sie die Tablette in Wasser auf.
  Die angeführten Komplexmittel werden von den Autoren verwendet.

[1]Anmerkung des Fachlektorats:
Babys und Kleinkinder sollten keinen Alkohol verabreicht bekommen, weil die Leber nicht in der Lage ist, ihn zu verstoffwechseln
(siehe auch Anm. Seite 23).

Das Kind erbricht

Beim Erbrechen wird der Mageninhalt kurz nach der Nahrungsaufnahme, oder aber auch später, wiedergegeben. Dies ist vom Ausstoßen der Nahrung zu unterscheiden, bei der einfach eine kleine Milchmenge wieder hochkommt. Es erfolgt direkt nach der Mahlzeit, wird von einem Bäuerchen begleitet und kostet weder Kraft, noch ruft es ein Unwohlsein hervor.

Diagnose

- Nur ein wiederholtes Erbrechen ist bedenklich. Ein Einzelfall hingegen ist nicht besorgniserregend. Das Baby kann in diesem Fall zu schnell getrunken oder schlecht verdaut haben.

- **Man muß berücksichtigen:**
das Alter des Babys; den Zeitabstand zur Mahlzeit; die Menge; die Beschaffenheit (ausschließlich die Nahrung, mit Gallenflüssigkeit, Blutspuren, ein einziger Strahl oder mehrere); die Umstände, die zum Erbrechen führen (Hatte es Hunger? Hat man es zum Essen gezwungen? Was hat es gegessen? Wie werden die Fläschchen zubereitet? Gab es eine Kostveränderung? Ein neues Nahrungsmittel, eine Vergiftung? Ist es in den vorangegangenen Tagen einmal gestürzt? Gab es Veränderungen im Leben? Eine Aufregung?); die Begleiterscheinungen (Fieber, Blässe, Durchfall, Verstopfung, Blähungen, Gasbildung, Unterleibsschmerzen, Weinen, es krümmt und windet sich, Rhinopharyngitis, Ohrenschmerzen); Allgemeinzustand (blaß oder rosig, müde, Gewichtsverlust ...).

- **Es gibt keine weiteren Anzeichen:**
Das Baby ist rosig, bei allgemein guter Gesundheit: es kann sich um einen einfachen Ernährungsfehler handeln (siehe S. 12 - 23).

Beobachten Sie Ihr Kind:

- Das Baby ist noch nicht 2 Jahre alt, es geht ihm bis zu diesem Zeitpunkt gut, erbricht 15 bis 30 Minuten nach der Mahlzeit, der Appetit bleibt erhalten.

Rufen Sie in folgenden Fällen einen Arzt:

- Das Baby ist blaß, weint, verweigert das Fläschchen, erbricht und hat keinen Stuhlgang.

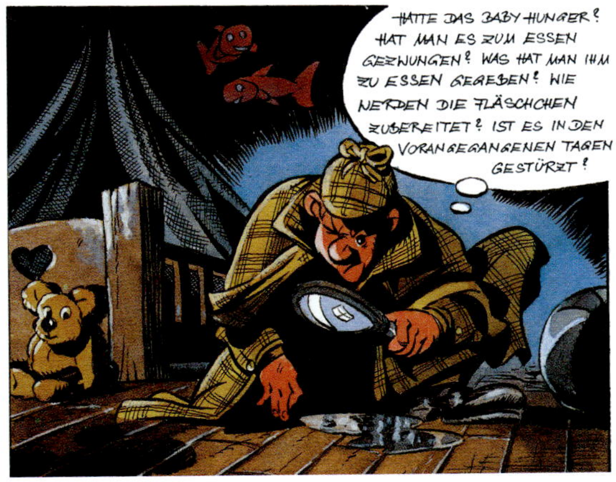

- Das Erbrochene ist gelb, mit Gallenflüssigkeit oder blutgefärbt.

- **Weitere Anzeichen:**
  - Durchfall: es handelt sich um eine Magen-Darm-Entzündung (siehe S. 32). Rehydrieren Sie das Baby! Sorgen Sie für ausreichende Flüssigkeitsaufnahme!
  - Husten: Rhinopharyngitis, Keuchhusten ... (siehe Seiten 54, 57).
  - Fieber: Hinweise auf Ohrenentzündung oder Harninfektion suchen

- Rufen Sie den Arzt an, wenn das Baby niedergeschlagen ist, schläfrig mit blassem oder grauem Teint, besonders wenn es Fieber hat oder am Vortag gestürzt ist.

Häufige Gründe

- Sie haben die Nahrung umgestellt oder das Baby zum Essen gezwungen: der Allgemeinzustand bleibt gut.
- Nahrungsunverträglichkeiten (Kuhmilch), verbunden mit: Durchfall, Nesselfieber, Bauchweh, Blähungen; andere Unverträglichkeiten sind selten (das verantwortliche Nahrungsmittel ausschließen).
- Stenose des Pylorus (Anm.: = Pförtnerverengung), der Magen entleert sich schlecht, (80 % der Knaben zwischen dem 1. und 3. Lebensjahr); erbricht 15 bis 30 Minuten nach der Mahlzeit; Appetit bleibt erhalten, großer Durst. Arzt aufsuchen!
- Gastroösophagialer Reflux (Anm.: Rückfluß von Magen in Speiseröhre) (der Mageneingang ist nicht dicht, die Nahrung kommt wieder hoch) verursacht eher Regurgitationen. Das Baby magert nicht ab, kann aber andere Symptome aufweisen: Atemschwierigkeiten, Husten bei Nacht, Zuckungen ... Manchmal entzündet die Magensäure die Speiseröhre: Weinen, Verweigern des Fläschchens, Erbrochenes ist blutgefärbt. Arzt aufsuchen!

Was man tun und was man vermeiden sollte

- Akzeptieren Sie, daß Ihr Baby nach zu vielem Essen, einem Ernährungsfehler oder einer Vergiftung erbricht.
- Manche Babys haben einen empfindlichen Magen: sie erbrechen gewohnheitsmäßig. Lassen Sie sich nicht beunruhigen. Das wird sich bessern.
- Manche Babys erbrechen, wenn sie den Finger in den Mund stecken, um daran zu saugen.
- Setzen Sie das Baby halb oder ganz auf. Wenn man es legen muß, dann besser in Seitenlage.
- Beruhigen, besänftigen, nicht den Kopf verlieren, denn das Baby hat stets Angst vorm Erbrechen, besonders große Babys.
- Dem Baby auf Wunsch ein paar Schluck Wasser geben.
- Bei „Azetonkrisen“ (Anm: Harnsäuregeruch aus dem Mund, ist eher selten), geben Sie einige Schluck Rehydratationslösung (Seite 32). Kontaktieren Sie sofort den Arzt!
- Beim Reflux legen Sie das Baby auf den Rücken und erhöhen Sie seinen Oberkörper. Verwenden Sie Antiregurgitationsmilch auf Basis von Johannisbrot oder Reis, z. B. Reisschleim. Die Ärzte verschreiben Säureneutralisatoren oder Antibrechmittel. Meistens heilt der Reflux ab dem 6. Lebensmonat oder wenn das Baby zu laufen beginnt.
- Kuhmilchunverträglichkeit kann man durch einen Allergietest bestimmen. Alles wird sich wieder einrenken. Sie können Milch auf Sojabasis verwenden, aber Sie sollten wissen, daß 20 % der Kinder mit Kuhmilchunverträglichkeit auch Soja nicht vertragen. Es gibt andere Milch auf Pflanzenbasis, wie die Mandelmilch, mit der Sie dieses Problem beseitigen können.

Behandlung

Folgende Arzneimittel werden üblicherweise in der Potenz D6, D12 gegeben, 3 Globuli pro Stunde, je nach Anzeichen; bei Besserung den Zeitraum vergrößern.

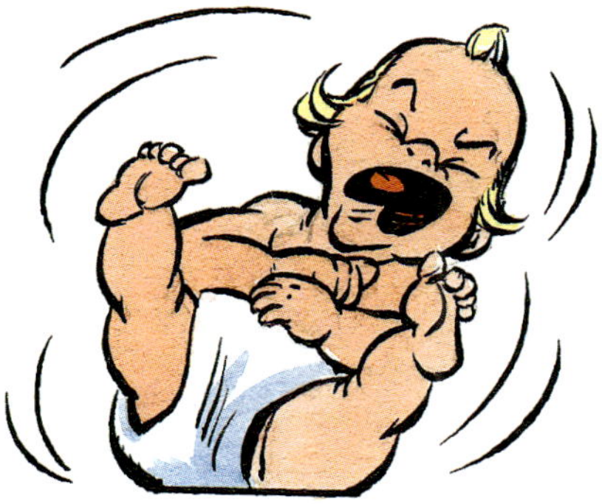

CUPRUM METALLICUM D12
Erbrechen seit der Geburt, in Güssen; Bauchweh; sichtbare Krämpfe der Unterleibsmuskulatur; Meteorismus (Blähsucht).

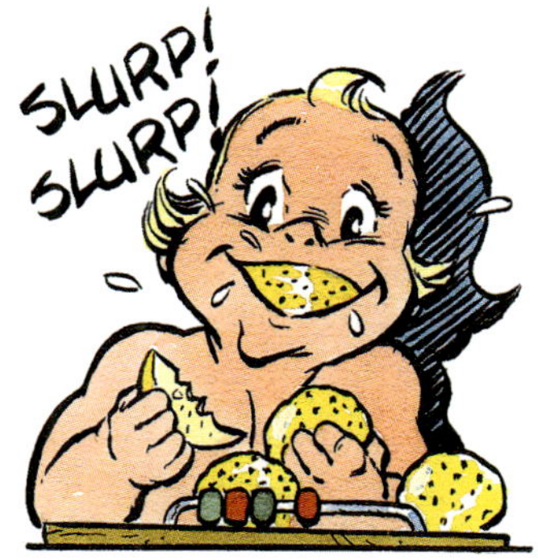

NUX VOMICA D4, D6
Erbrochenes ist sauer, Aufgestoßenes und Atem riechen sauer; Wunsch nach sauren Nahrungsmitteln und Obst, das schlecht vertragen wird; nervös, reizbar.

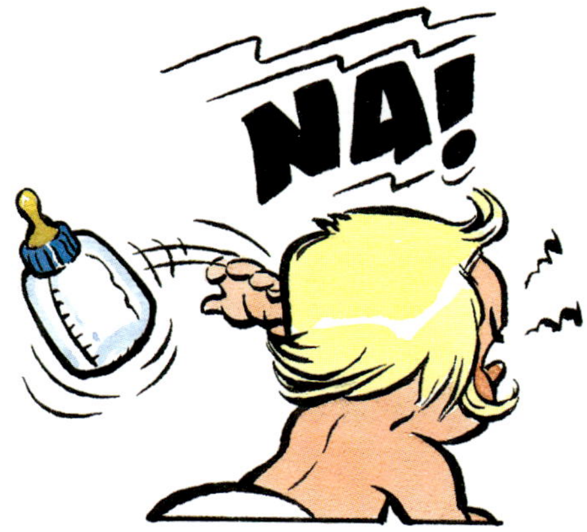

IGNATIA D4, D6
Erbrechen nach Ärger oder Angst; Regurgitationen; Blähungen; verträgt schwer verdauliche Nahrungsmittel besser; nervös; launisch.

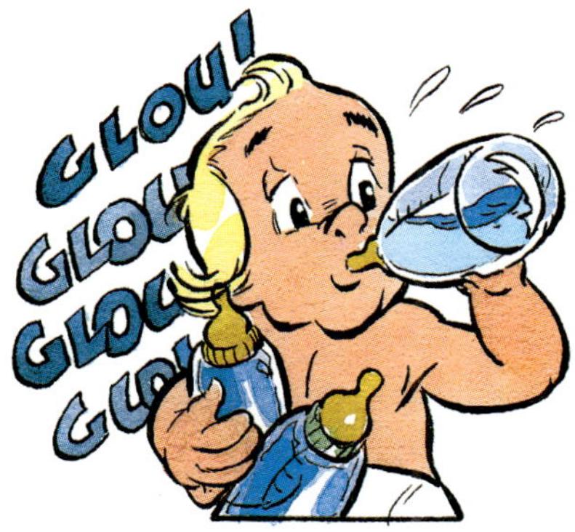

ARSENICUM ALBUM D4, D6
Heftiges Erbrechen sofort nach dem Essen oder Trinken, gleichzeitiger Durchfall; schwach, ängstlich, unruhig; trockener Mund, unstillbarer Durst auf kleine Mengen kalten Wassers.

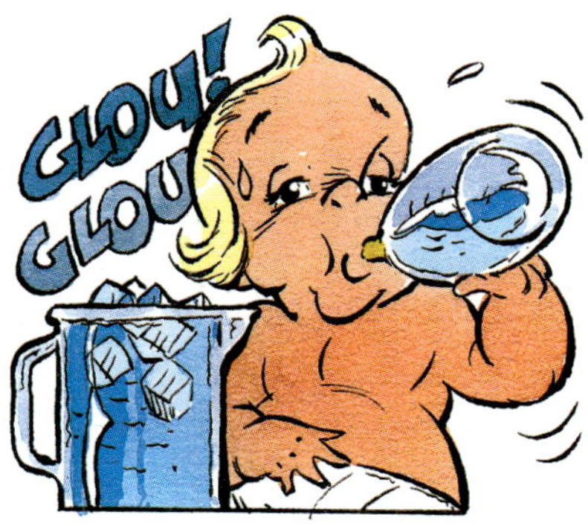

BISMUTUM D12
Erbrechen sofort nach dem Essen; umfangreiche Stuhlgänge, wässrig, übelriechend; großer Durst nach kaltem Wasser.

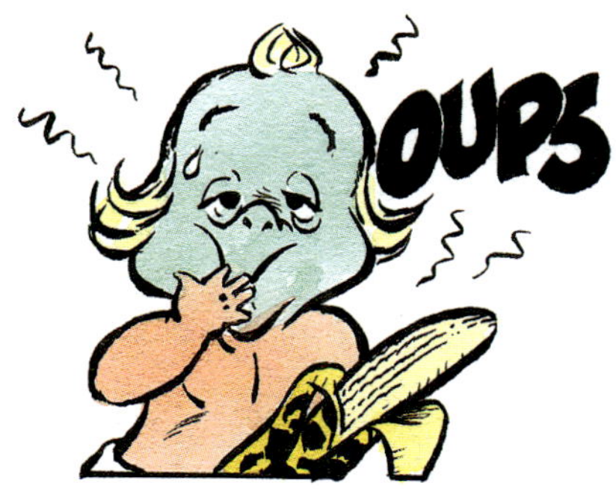

IPECA CUANHA D4, D6
Verweigert die Nahrung; Übelkeit schon beim Anblick des Nahrungsmittels; keine belegte Zunge; nach dem Erbrechen folgt Durchfall; blaß, Ringe um die Augen.

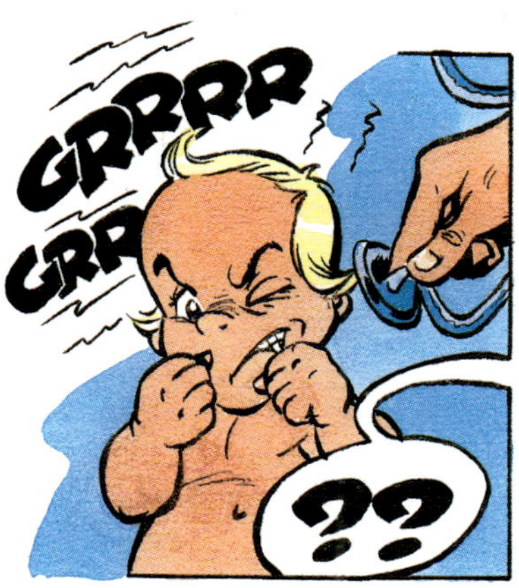

ANTIMONIUM CRUDUM D12
Erbrechen, begleitet von lautem Aufstoßen; seit Beginn der Mahlzeit wird saure Milch aufgestoßen; Zunge hat milchigen Belag; will sich nicht untersuchen lassen.

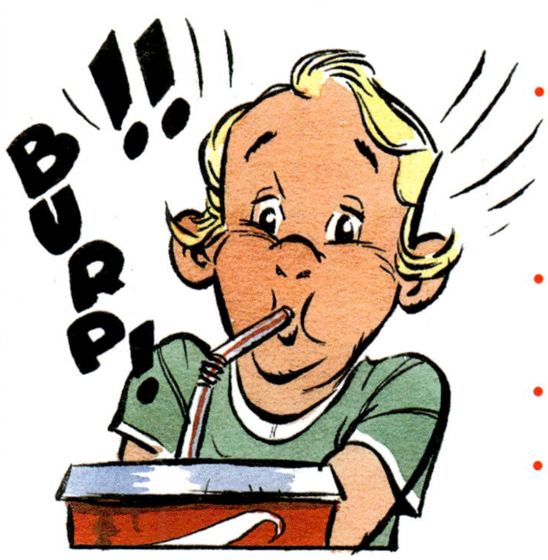

Tipps und Tricks

- Dem noch kleinen Säugling: geben Sie (besonders bei Durchfall) schluckweise Rehydratationslösungen zu trinken, wie z. B. Kochsalzlösung (Normolyt®).
- Ein älteres Kind: können Sie schluckweise gekühltes Coca-Cola trinken lassen.
- Pflanzen: Dill, Primel, Knöterich.
- Komplexmittel:
  - China similiaplex,
  - China oligoplex

Das Kind hat Durchfall

Ein Baby hat normalerweise 2 bis 3 Stuhlgänge pro Tag. Man spricht nur dann von einem Durchfall, wenn diese häufiger vorkommen und flüssiger sind als gewöhnlich.

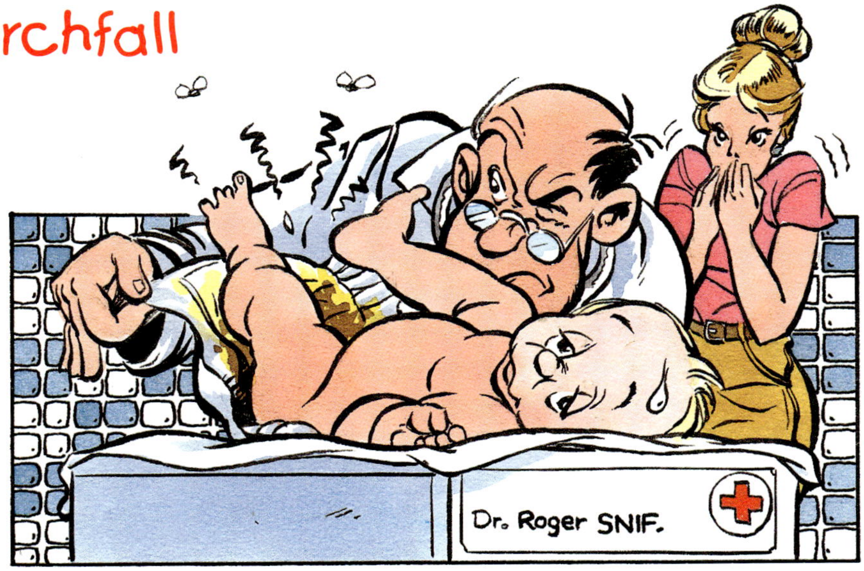

Diagnose

Es gibt 2 Typen akuten Durchfalles:

- Die Stuhlgänge sind sehr flüssig, gelb, grün, übel riechend, mit oder ohne Gasbildung und treten oft auf. Das ist die häufigste Form.
- Verschleimter Stuhl, Eiter, Blut; die Farbe und der Geruch der Stuhlgänge haben sich verändert. Das Baby ist fiebrig, müde, völlig erschöpft. Eine Stuhluntersuchung ist demnach notwendig: Suchen Sie schnell Ihren Arzt auf.

Die Gründe

Hat Ihr Baby einen gewöhnlichen Durchfall, denken Sie an: eine Virusinfektion (Magen-Darm-Entzündung, Darmgrippe); bzw. an eine Ohrenentzündung, eine Rhinopharyngitis (Entzündung d. Nasen- und Rachenraums), oder Lungeninfektion, die Durchfall bewirken können; Zahnschub; gewisse Krankheiten des Verdauungstraktes; Medikamenteneinnahme oder Vergiftung; Kostveränderung, Ernährungsfehler (siehe Seite 12, Ernährung mit dem Fläschchen).

Was man tun und was man vermeiden sollte

- Gehen Sie sicher, daß es sich um einen Durchfall handelt: machen Sie Notizen über die Anzahl, die Konsistenz, die Farbe, den Geruch der Stuhlgänge. Sind die Stuhlgänge sehr flüssig, können diese durch die Windeln absorbiert werden und daher unbemerkt bleiben.
- Überwachen Sie die Temperatur, das Gewicht, den Zustand und die Farbe der Haut, die Atmung, die Fontanelle etc. Treten ungewöhnliche Anzeichen auf, rufen Sie Ihren Arzt .
- Welche Art des Durchfalls es auch ist, geben Sie keine Milch, keine Milchprodukte, kein grünes Gemüse, keine Fruchtsäfte und kein Obst (außer Bananen und rohe Äpfel).
- Wenn das Baby noch nicht 3 Monate alt ist und starken Durchfall hat, geben Sie eine Rehydrationslösung (Wasser + Salz + Zucker): Normolyt®, und rufen Sie sofort den Arzt (Austrocknungsgefahr!).
- Ist das Baby älter: geben Sie Karottenpüree oder stärkehaltige Nahrungsmittel (Reis, Nudeln, Kartoffeln ...) bzw. eine Banane oder einen rohen Apfel.

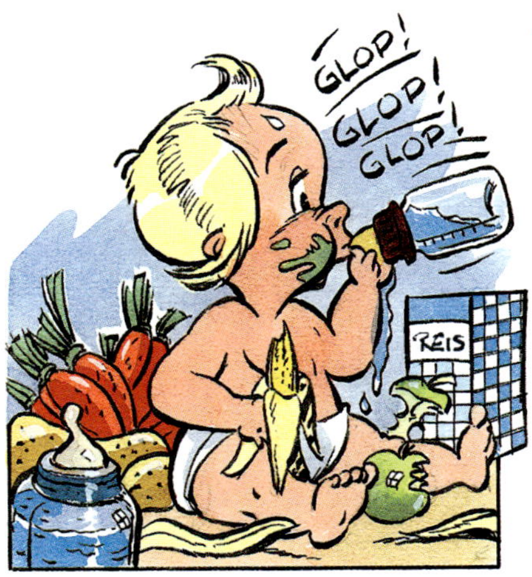

- Hat das Baby Fieber: geben Sie ihm viel zu trinken. Siehe Seite 50, Fieber.
- Erbricht das Baby: geben Sie ihm öfters schluckweise eine Rehydrationslösung. Tritt keine Besserung ein, rufen Sie den Arzt.
- Beachten Sie die Ansteckungsgefahr bei einer Magen-Darm-Entzündung: die Hände gut waschen; eigene Handtücher und eigenes Besteck ... für den Kranken verwenden; Spielzeug, Schnuller ... bzw. alles, was das Baby in den Mund nimmt, reinigen.
- Sobald sich der Stuhl normalisiert hat, beginnen Sie schrittweise mit der gewohnten Kost. Verwenden Sie wieder die übliche Milch, indem Sie sie nach und nach in die Ersatzmilch mischen.
- Sterilisieren Sie die Fläschchen und die Schnuller bis zu einem Alter von 3 bis 4 Monaten: Siehe Seite 12, Ernährung mit dem Fläschchen.
- Eine Überernährung kann manchmal Durchfälle verursachen.
- Tritt innerhalb von 48 Stunden trotz Beachtung einer Diät keine Besserung ein, konsultieren Sie Ihren Arzt.

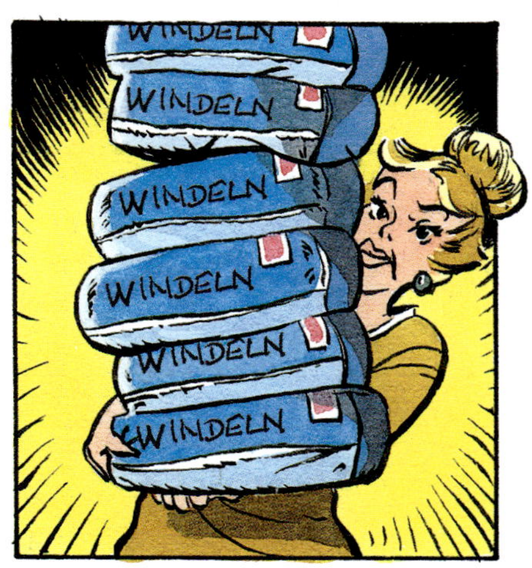

Behandlung

Vor jeder Diätetik: führt in den meisten Fällen eine normale Kost zur Genesung.

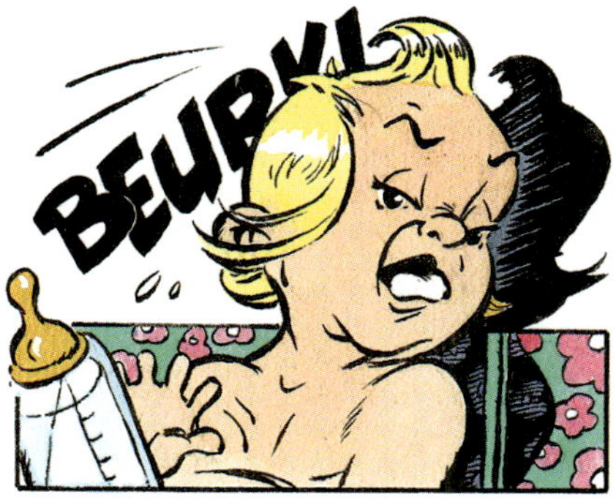

Antimonium crudum D12
Wässriger Durchfall mit festen Bestandteilen, dicke Milch; Durchfall und Verstopfung abwechselnd; Folge einer Überernährung; verweigert jegliches Nahrungsmittel.

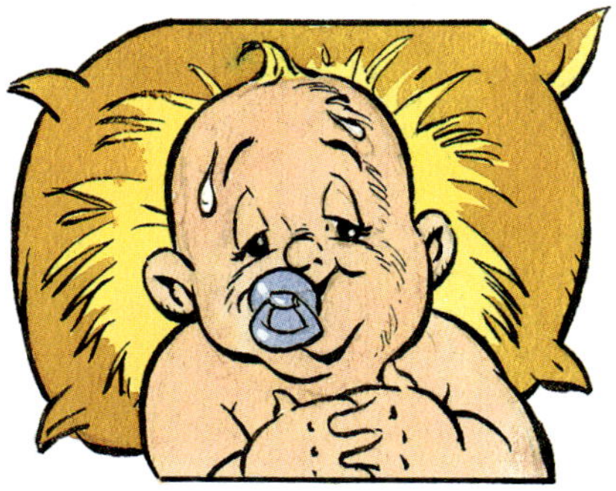

Calcium carbonicum D12
Saurer Durchfall, schäumender Stuhl; Durchfall wegen Zahnung; rote, empfindliche Pobacken; wechselt mit Verstopfung ab; mollig; ruhig; Milchschorf; Kopfschwitzen.

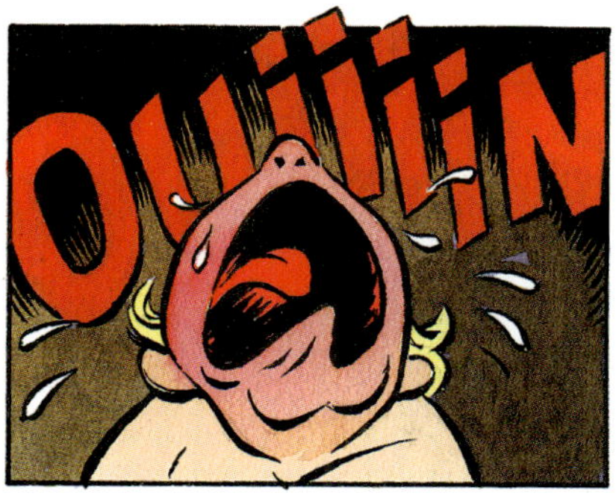

Rheum D4, D6
Säugling ist unruhig, schreit und weint; saurer Kopf- und Körperschweiß; schäumender Stuhl und rote Pobacken.

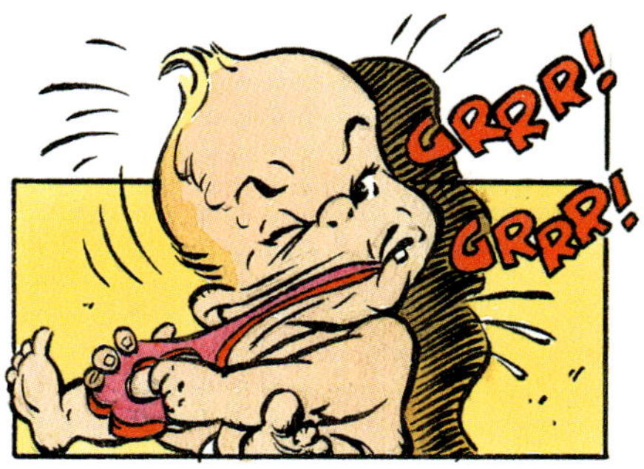

Podophyllum D12
Durchfall ist gelb, häufig, schmerzlos, stinkend, bei Zahnschub, bei Hitze; wimmert, knabbert am Zahnfleisch.

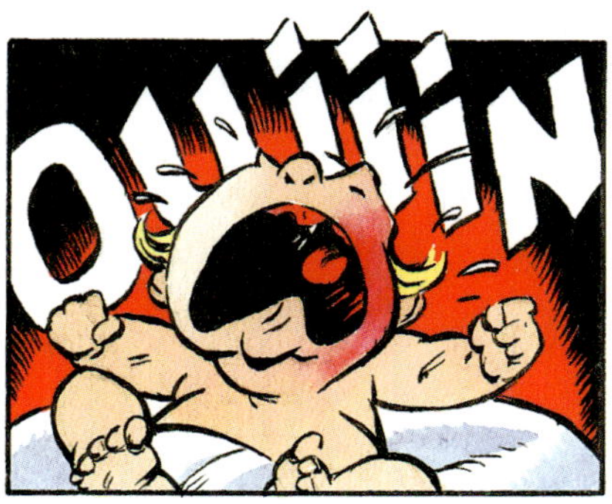

Chamomilla D4, D6
Durchfall ist grün, zähflüssig, wässrig, reizt; Blähung mit Gasbildung, wirkt nicht erleichternd; bei Zahnung; mürrisch, jähzornig, launenhaft.

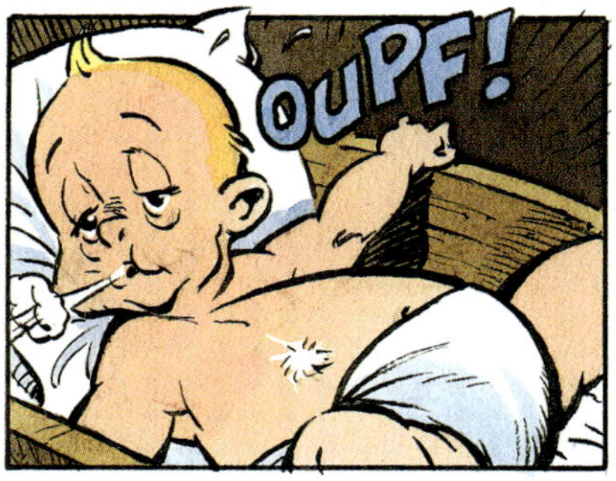

China D4, D6
Chronischer Durchfall, erschöpfend, schmerzlos; aufgeblähter Bauch, stark ausgedehnt, empfindlich bei Berührung; dicker, teigiger und weicher Stuhl.

Tipps und Tricks

- Ein Baby mit Durchfall, roten Pobacken, schäumendem Stuhlgang und Bauchweh, das noch von der Mutter gestillt wird, kann mit einer Kalziumkarbonatlösung geheilt werden.
  - gummiartiger Arzneitrank 100g
  - Kalziumkarbonat 10 g

  Verabreichen Sie vor der Mahlzeit einen Kaffeelöffel voll. Lassen Sie das Baby so viel wie möglich trinken.

- Das Baby wird mit Muttermilchersatz ernährt. Es schlingt seine Fläschchen hinunter und hat viele weiche Stuhlgänge: zu viel Milch bewirkt, daß die darin enthaltene Laktose zu gären beginnt (Gasbildung). Man sollte eine andere Milch geben, die gleichzeitig Laktose und Dextrin-Maltose enthält. Besprechen Sie das mit Ihrem Kinderarzt.

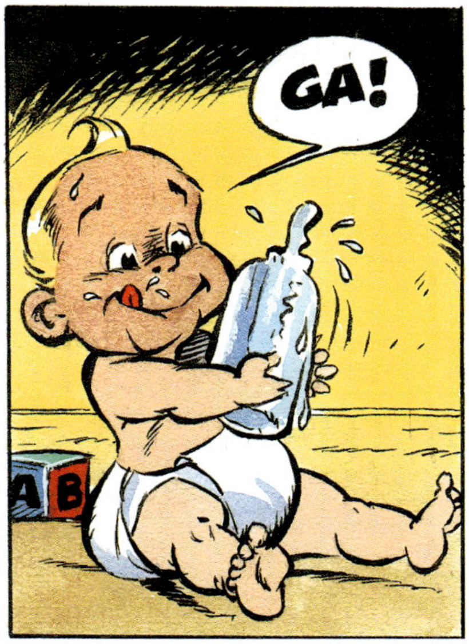

- Wird der Durchfall von Erbrechen begleitet, geben Sie leicht gekühlte Fläschchen (stellen Sie sie in den Kühlschrank).
- Rezept für eine Karottensuppe: 500 g Karotten, 1 Liter Wasser, 1, 5 Std. kochen lassen, einen gestrichenen Kaffeelöffel Salz auf einen Liter Suppe hinzufügen. Oder ein kleines Gläschen Diätkarottenbrei im Verhältnis 1 : 1 mit Wasser vermengen; die Suppe ist sofort fertig.
- Rezept für eine Rehydrationslösung: 1 Liter Wasser + 8 Kaffeelöffel Zucker + 1 Kaffeelöffel Salz; wird aus der Tasse getrunken.
- Ipeca LM: 2 Tropfen/100 ml Wasser, ein Kaffeelöffel vor jedem Fläschchen (wenn sich der Stuhl nach kurzer Zeit grün verfärbt).
- Komplexmittel: China similiaplex, Momordica oligoplex
- Spurenelemente: Schwefel, Mangan-Kobalt, Mangan-Kupfer.

Das Kind hat Verstopfung

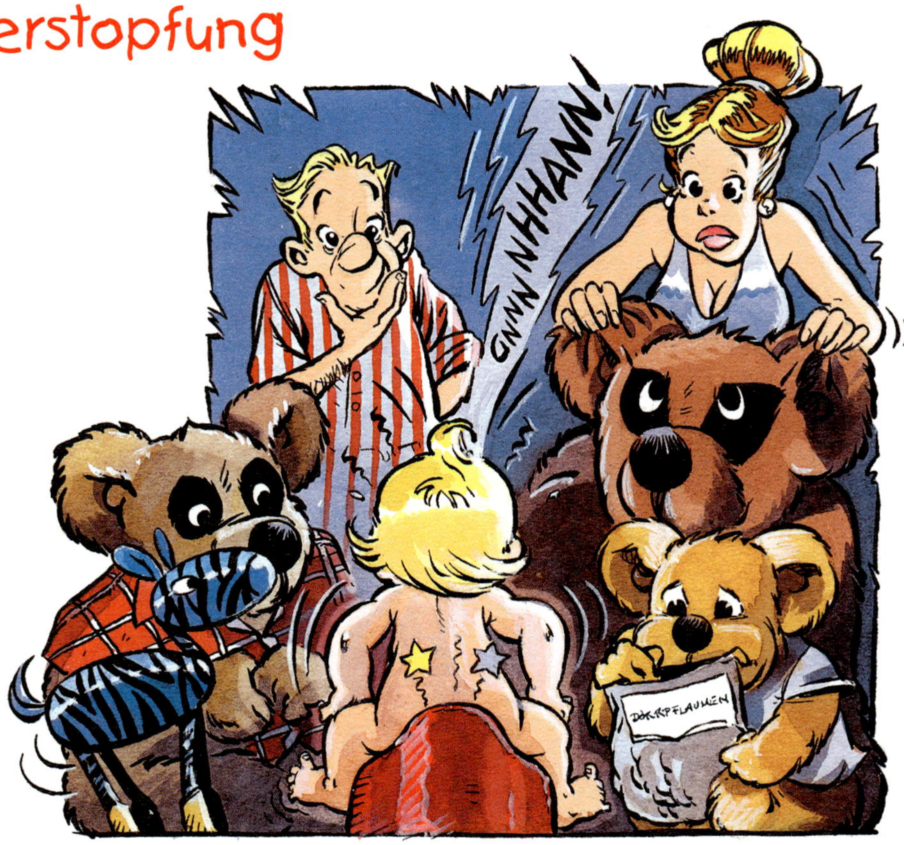

Der Stuhl ist hart und hat oft die Form von kleinen Kügelchen. Er wird manchmal von Unterleibsschmerzen begleitet. Wenn das Baby nur alle 2 – 3 Tage einen normalen und schmerzfreien Stuhlgang hat, so ist dies keine Verstopfung.

Diagnose

- Eine Verstopfung kann von Fieber, Halsweh … begleitet werden. Siehe die entsprechenden Kapitel. Hier behandeln wir ausschließlich die Verstopfung ohne Begleiterscheinungen.
- Ein Baby, das an der Mutterbrust genährt wird, kann bei fast jeder Mahlzeit einen Stuhlgang haben. Bei der Ernährungsumstellung (siehe S. 18) tritt eine Verstopfung häufiger auf.
- Manche Medikamente können zu Verstopfungen führen: fragen Sie Ihren Arzt.
- Wenn die Verstopfung von Fieber, Bauchweh, Erbrechen und Blut im Stuhl begleitet wird, bzw. länger andauert: gehen Sie zum Arzt.

Was man tun und was man vermeiden sollte

- Verabreichen Sie weder pflanzliche noch andere Abführmittel.
- Die Verstopfung einer stillenden Mutter kann sich auf deren Baby übertragen (Obst und grünes Gemüse für die Mutter; Fruchtsäfte für das Baby).
- Eine Verstopfung tritt häufiger bei „Flaschenbabys“ auf. Überprüfen Sie, ob die Milch nicht zu konzentriert ist, und geben Sie frische Obstsäfte: Orange, Grapefruit, Mandarine, Traube, Pflaume …
- Ist das Baby schon älter, füttern Sie grünes Gemüse und frisches Obst.

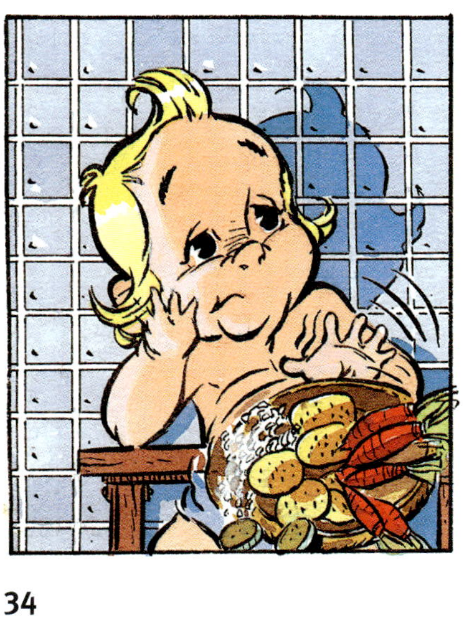

- Geben Sie einem älteren Kind fasernreiche Nahrung: grünes Gemüse, Obst, Vollkornnahrung.
- Geben Sie dem Baby viel zu trinken, um den Stuhl zu erweichen.
- Geben Sie weniger stopfende Nahrungsmittel: Reis, Karotten, Bananen, Schokolade, Kakao …
- Geben Sie dem Baby niemals selbst konservierte Lebensmittel.
- Harter Stuhl, der nur mit Schwierigkeiten ausgeschieden wird, kann beim größeren Kind zu Hämorrhoiden führen.
- Vermeiden Sie Stimulationen am After. Stellen Sie lieber die Ernährung richtig.
- Das Baby kann Verstopfungen bekommen, wenn es gerade sauber werden sollte.

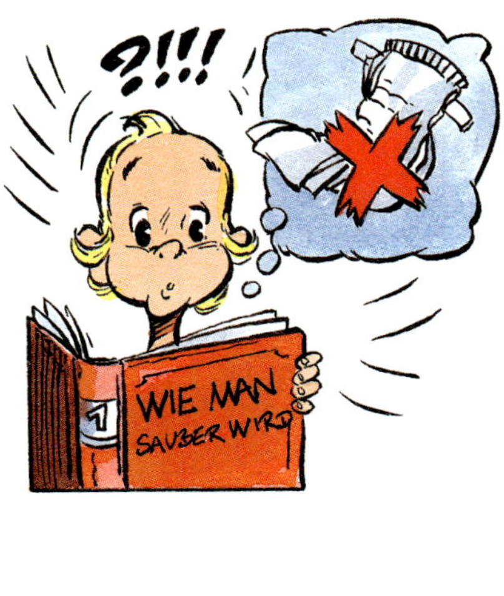

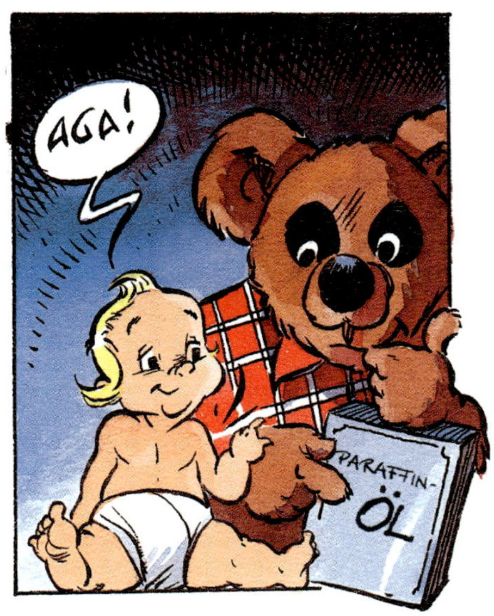

- Eine Verstopfung kann beim Stuhlgang ein leichtes Bluten am After bewirken. Geben Sie auf einen kleinen schmerzhaften Einriß am Afterrand acht, denn dieser kann die Verstopfung weiterhin aufrecht erhalten. Das Baby weint bei jedem Stuhlgang, und man kann eine kleine Blutspur auf dem Stuhl erkennen. In einem solchen Fall geben Sie Produkte auf Paraffinölbasis, um den Stuhl gleitfähig zu machen: jeden Morgen 3 Globuli Ratanhia D6 und ein Glyzerinzäpfchen.

Behandlung

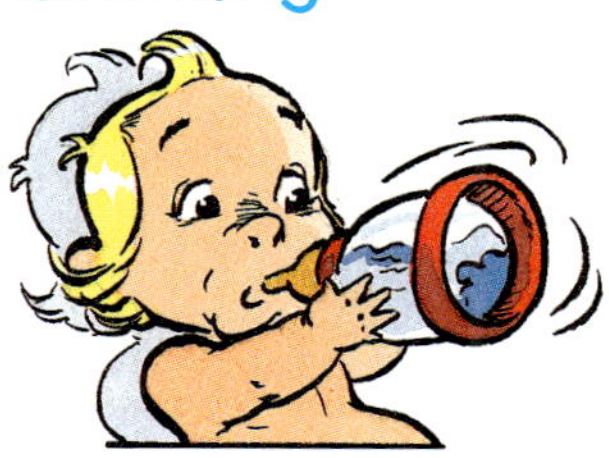

Bryonia D4, D6
Hartnäckige Verstopfung ohne Drang; schwarzer Stuhl, hart, umfangreich, trocken, wie verbrannt; manchmal folgt Durchfall.

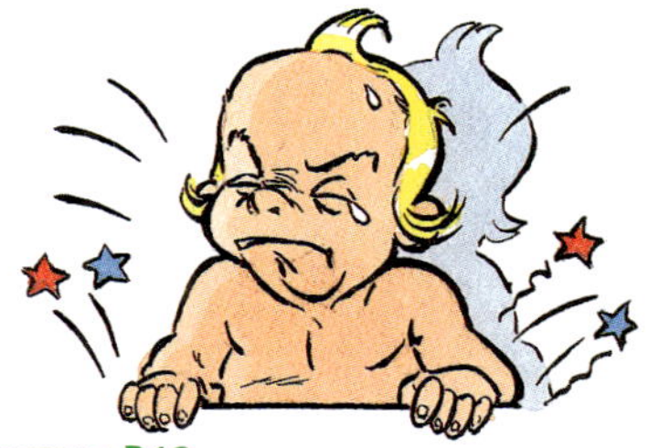

Alumina D12
Kein Drang; tonartiger Stuhl, klebrig; große Anstrenungen selbst bei weichem Stuhl.

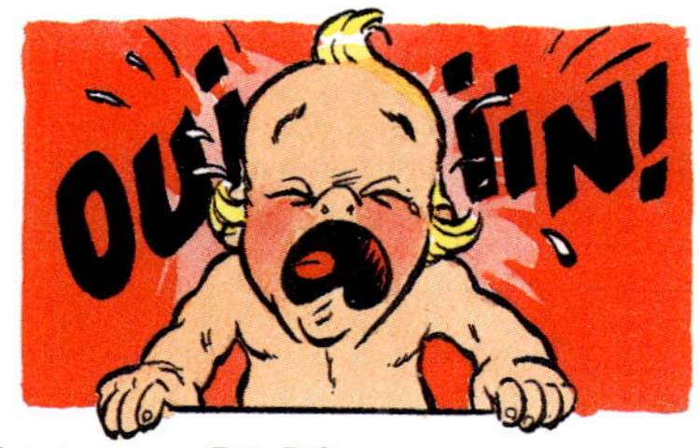

Nux vomica D4, D6
Häufiger Drang, aber ergebnislos; Stuhlgang mit großen Anstrengungen und Schreien verbunden; Gefühl, nicht völlig entleert zu sein.

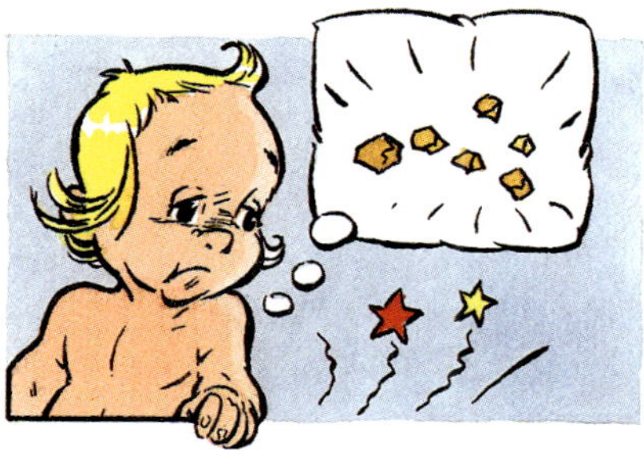

Hydrastis
Kein Drang; harter Stuhl, kleine Stückchen, von eiweißartigem Schleim, bzw. von dickflüssigem, gelbem Schleim umgeben.

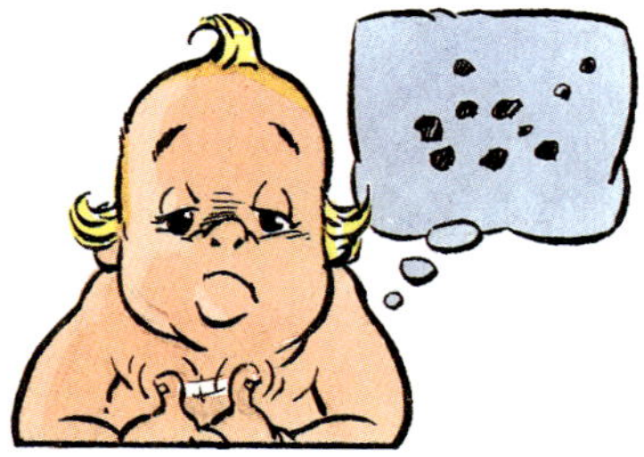

Graphites D12
Harter Stuhl wie Schafkot mit Schleim; gereizter After; manchmal schmerzhaft aufgrund eines Risses; molliges, gleichgültiges Kind.

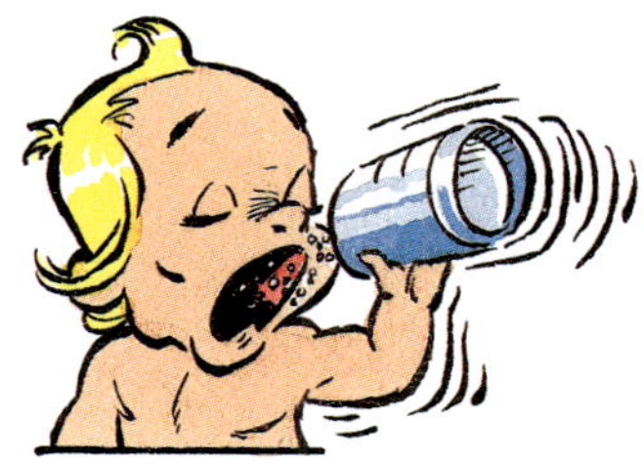

Natrium muriaticum D4, D6
Harter Stuhl, wie Schafkot; brennender After, nach dem Stuhlgang blutend; Riß im After; wechselt mit wässrigem Durchfall ab, der durch stärkehaltige Nahrungsmittel ausgelöst wurde; Wunsch nach Salz.

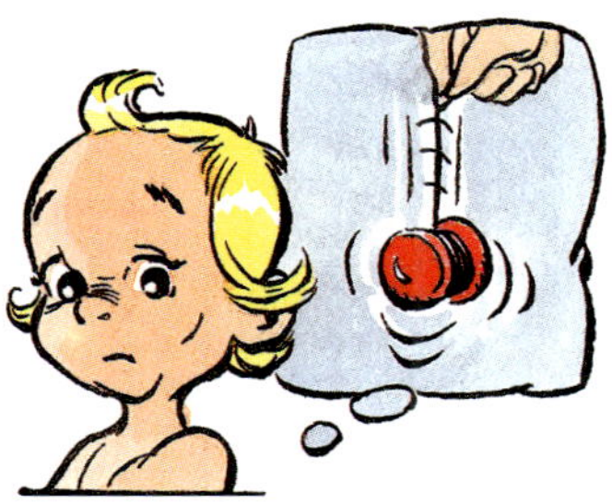

Silicea D12
Schwierigkeiten beim Stuhlgang, harter Stuhl, ab der Hälfte gleitet der Stuhl wieder in den Körper zurück; heller Kopf, mager, schüchtern, ängstlich.

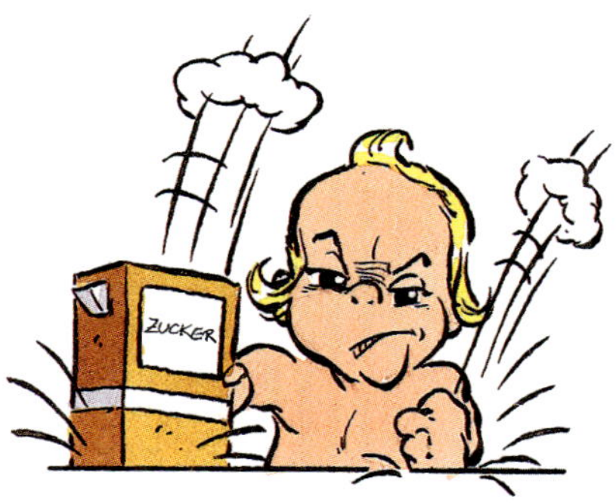

Lycopodium D4, D6
Wenig Stuhl, hart, wie Sand, aber ungenügende Menge; Hunger schnell gestillt, Wunsch nach Zucker; launenhaft, jähzornig.

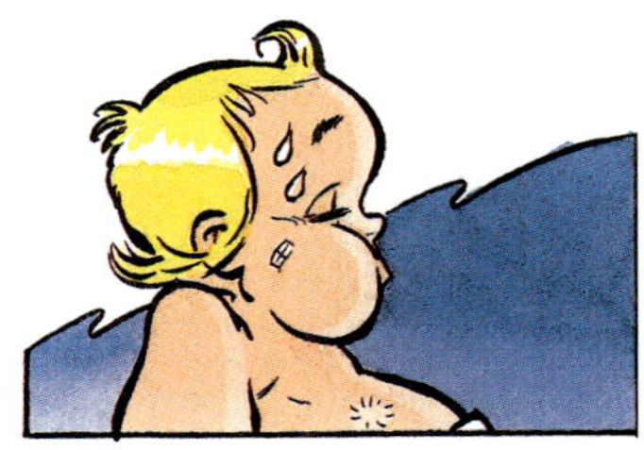

Calcium carbonicum D12
Dicker und harter Stuhl, dann teigig und flüssig; verspätetes Zahnen, lernt spät gehen, die Fontanellen schließen spät.

Tipps und Tricks

- Bekommt Ihr Baby noch das Fläschchen, so bereiten Sie es 1 bis 2 Mal täglich mit HEPAR-Wasser zu.
- Geben Sie 1 bis 2 Meßlöffel Milchfermente, Lactose oder Bifidus.
- Geben Sie Kindern, die sich bei jedem Stuhlgang sehr anstrengen, morgens Nux vomica D4, D6, um die Hämorrhoidenbildung zu vermeiden. (Arzneimittel für Kinder bei Hämorrhoiden: muriaticum acidum D12)

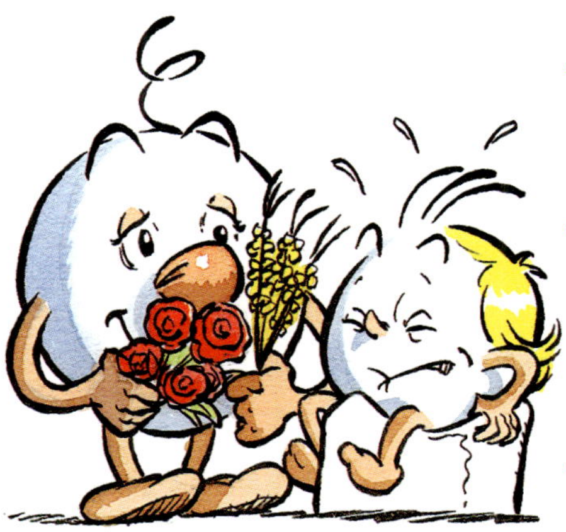

- Verwenden Sie einen Entsafter, um frische Obst- und Gemüsesäfte herstellen zu können.
- Pflanzen: Vermeiden Sie Pflanzen, die den Darm zu sehr reizen. Ziehen Sie mildere Pflanzen vor: Quendel, Berberitze, Geranie, Malve, Rose, Reinettensirup (Apfelsorte) oder Sirup aus Haferextrakt ...
- Spurenelemente:
Kobalt, Mangan-Kobalt-Kupfer.

Das Kind hat Bauchweh

Es handelt sich hierbei um die typischen Säuglingsbauchschmerzen, die kurz nach der Geburt auftreten und nach etwa 3 Monaten, oder manchmal auch später, plötzlich wieder verschwinden.

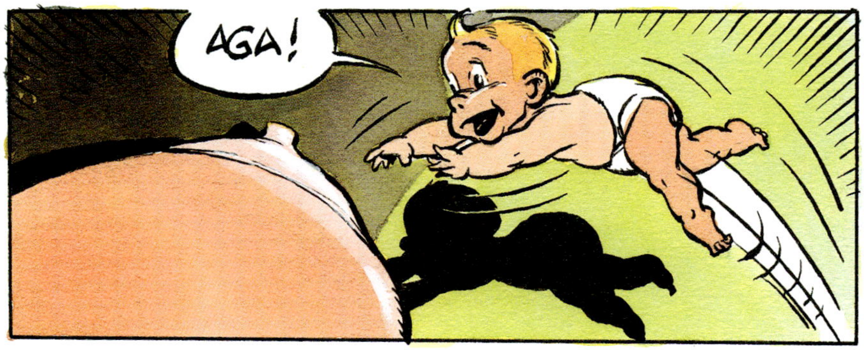

Diagnose

- Das Baby stürzt sich heißhungrig auf die Brust oder das Fläschchen, um dann hastig seine Mahlzeit zu verschlingen.
  Kurz darauf windet und krümmt es sich, weint und wimmert. Es hat Bauchweh!
- Das Baby macht sein Bäuerchen nicht sofort nach der Mahlzeit, sondern erst später. Hierbei bilden sich Gase und manchmal kommt wieder ein wenig Milch hoch.
- Die Schmerzen wiederholen sich bei jeder Mahlzeit, jedoch besonders häufig gegen Abend.
- Diese Bauchschmerzen kommen bei nervösen und sehr aktiven Babys vor, die besonders auf äußere Reize und eine unruhige familiäre Umgebung reagieren.

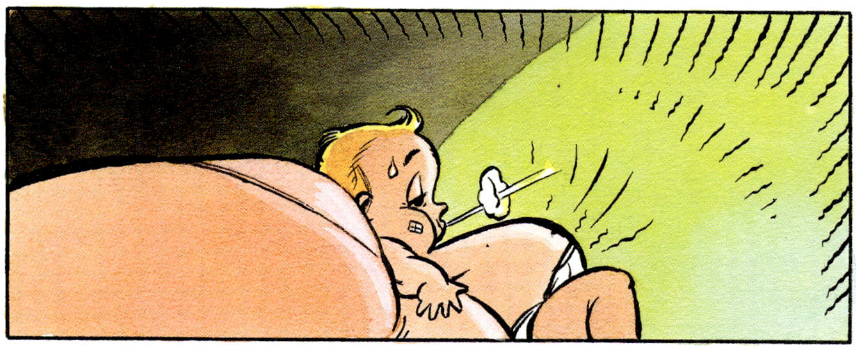

Was man tun und was man vermeiden sollte

- Bauchweh ist nichts Tragisches.
  Es kommt selbst bei gestillten Babys häufig vor. Das wird sich legen!
- Bewahren Sie die Ruhe, sonst könnte folgender Teufelskreis entstehen: das Baby weint, weil es Bauchweh hat, die Mutter macht sich Sorgen, sie befürchtet, daß sich dieses Bauchweh bei jedem Fläschchen wiederholt, das Baby spürt dies, verkrampft sich beim nächsten Fläschchen,

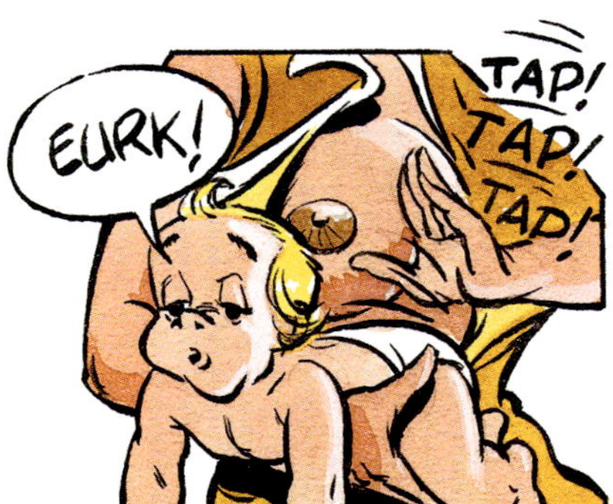

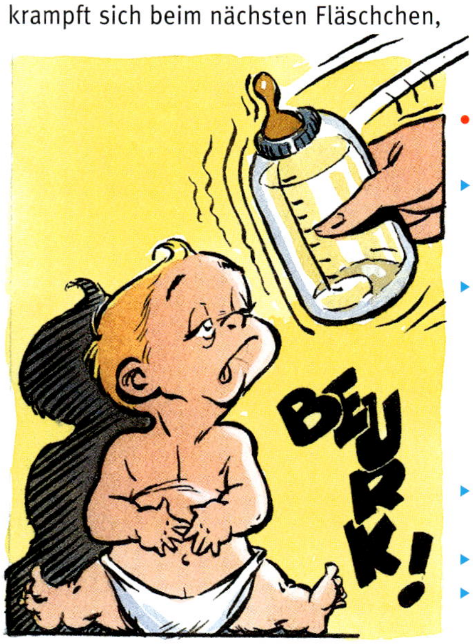

und es hat wieder Bauchweh etc.
- Kleine Hilfsmittel bei der Ernährung können dieses Bauchweh lindern:
  - Wenn das Baby Muttermilchersatz bekommt, wechseln Sie zu adaptierter Milch, die leichter verdaulich ist.
  - Das Baby soll nicht zu schnell trinken (Brust oder Fläschchen). Denken Sie während der Säuglingsmahlzeit an eine Unterbrechung (etwa durch eine Positionsveränderung), damit das Baby ein Bäuerchen machen kann.
  - Verwenden Sie Flaschenaufsätze mit kleinen Löchern.
  - Verdicken Sie die Flaschenmilch.
  - Positionieren Sie das Baby nach der Mahlzeit so, daß es sich wohl fühlt: sitzend oder auf dem Bauch liegend.
- Konsultieren Sie den Arzt, wenn:
  - das Baby plötzlich Bauchschmerzen hat und das Fläschchen verweigert, sich übergibt und keinen Stuhlgang mehr hat (Gefahr eines Darmverschlusses: Krankenhauseinlieferung notwendig).
  - das Baby trotz aller oben angeführten Ernährungsmaßnahmen noch immer Bauchweh hat.

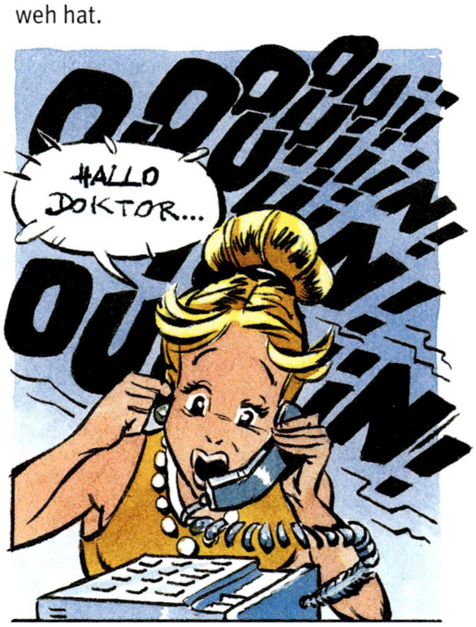

Behandlung

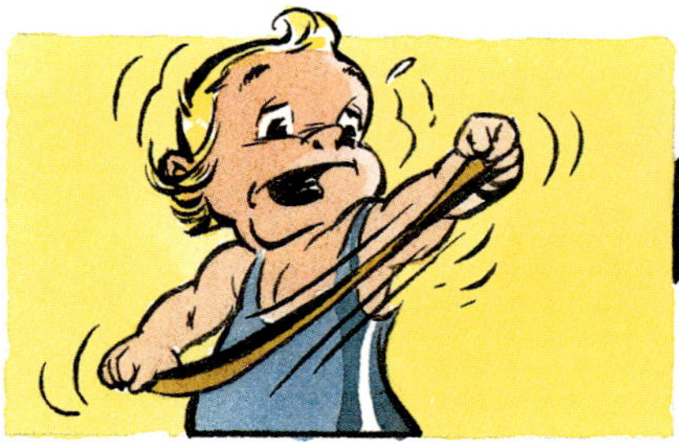

Plumbum D12
Heftige Bauchschmerzen; eingezogener statt aufgeblähter Bauch, Erleichterung, wenn die Knie zum Bauch angezogen werden.

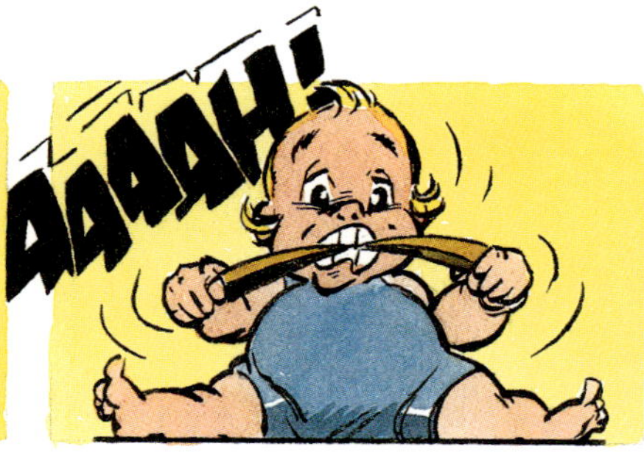

Carbo vegetabilis D12
Unruhe, Schreien während der Mahlzeit; aufgeblähter Bauch; bleiches Gesicht; Bäuerchen kommen zu spät.

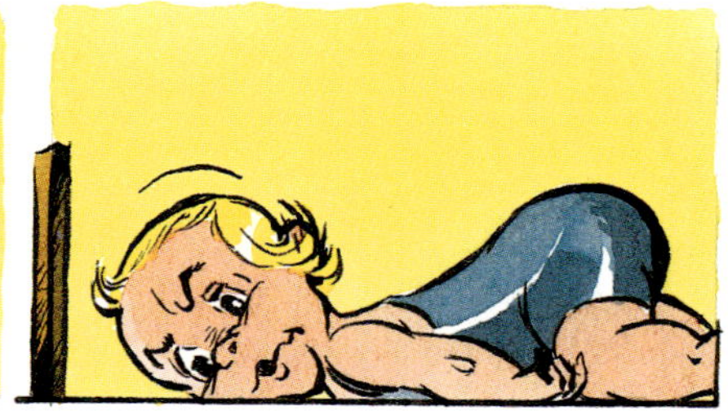

Bryonia D4, D6
Stark gespannter Bauch; Schmerz verstärkt sich nach der Mahlzeit und bei jeder Bewegung; legt sich auf den Bauch, streckt Po in die Höhe.

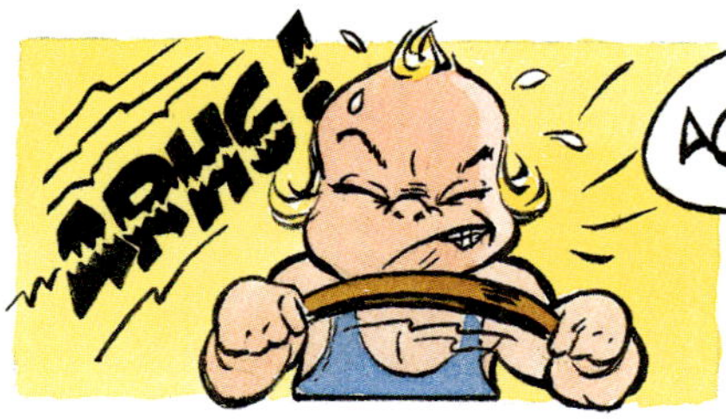

Cuprum metallicum D12
Regelmäßig geben, eventuell zusätzlich ein anderes entsprechendes Präparat; Bauchschmerzen, Krämpfe, verbunden mit gellenden Schreien.

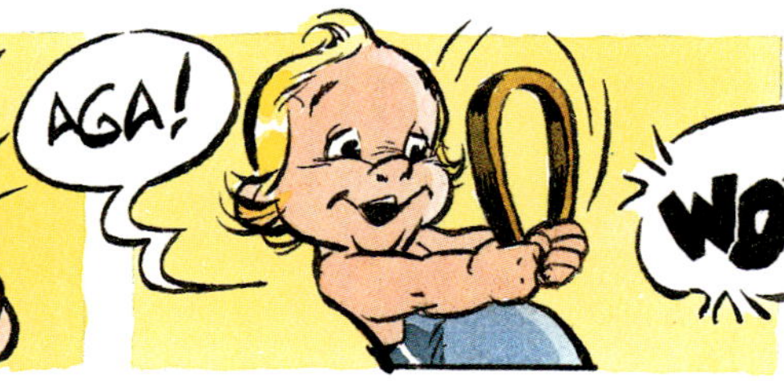

Colocynthis D4, D6
Bauchschmerzen, Krämpfe, besonders im Bereich des Nabels; zieht Knie zum Bauch hoch, um den Schmerz zu lindern; Schreie, verbunden mit Gasbildung, abwechselnd mit totaler Ruhe; Wutausbrüche.

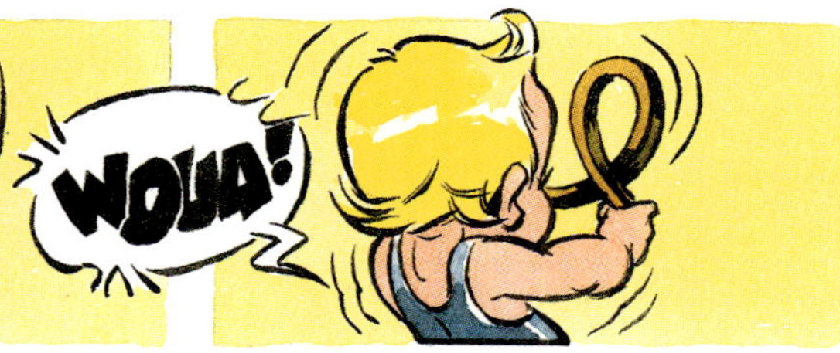

Nux vomica D4, D6
Bauchschmerzen, verbunden mit Übelkeit; krümmt sich vor Schmerzen; heftiges Erbrechen, das Erleichterung bringt; nervös, reizbar.

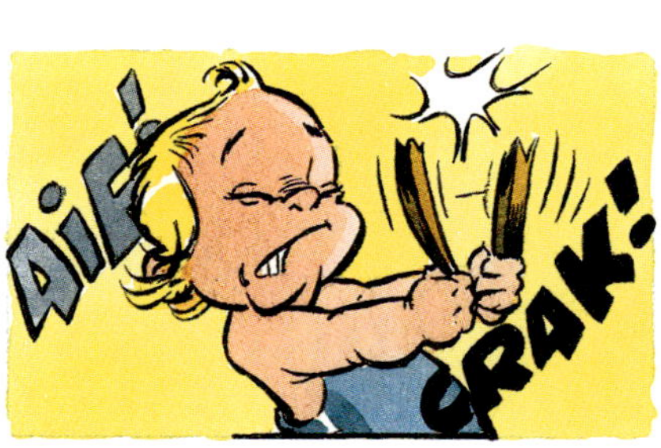

Magnesium phosphoricum D12
Heftige, periodische Schmerzen, Anfang und Ende abrupt; zieht Knie zum Bauch hoch.

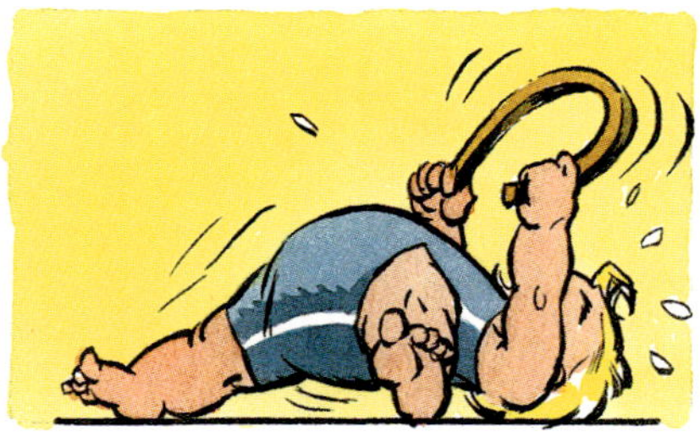

Dioscorea villosa D4, D6
Gleich wie bei Magnesium oder Colocynthis, fühlt sich sitzend oder nach hinten ausgestreckt wohler; alle paar Minuten Bauchschmerzen.

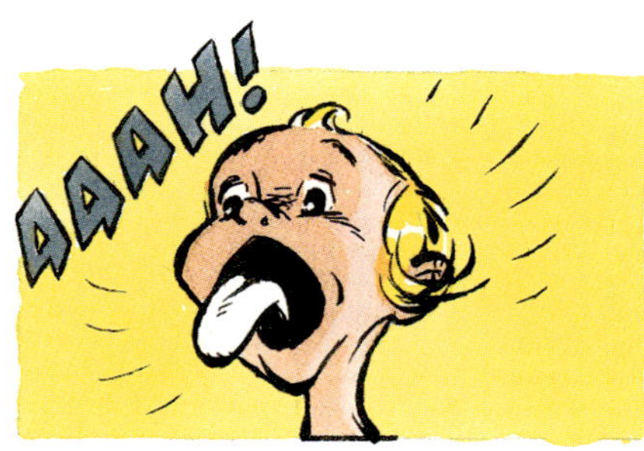

Antimonium crudum D12
Gefräßiges Baby; Bauchschmerzen und Erbrechen nach dem Essen; aufgeblähter Bauch.

Tipps und Tricks

- Erleichterung bringt eine Massage des Bauches. Außerdem kann dadurch ein besonderer Bezug zum Baby hergestellt werden, und Sie lernen seinen Körper kennen. Massieren Sie im Uhrzeigersinn rund um den Nabel.
- Erwärmen Sie einen großen Löffel Salz in einer trockenen Pfanne. Geben Sie das Salz in ein Tuch und binden Sie es oben zu. Legen Sie dieses Säckchen vorsichtig auf den Nabel des Babys, um ihn zu wärmen. Achten Sie darauf, nicht die Haut des Babys zu verbrennen!

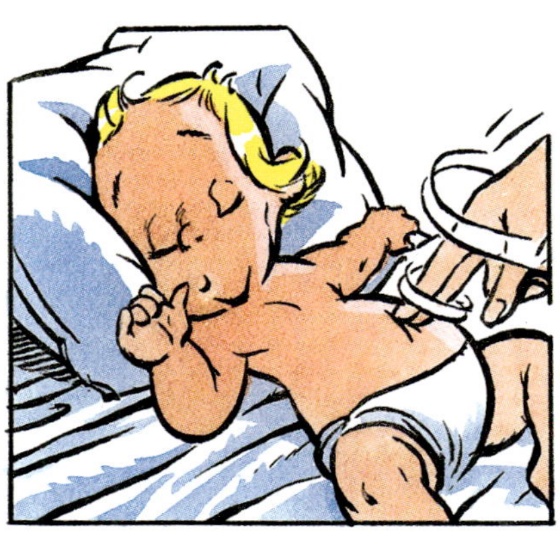

- Geben Sie für die Darmflora Joghurt oder Bifidus ...
- Wenn der Stuhl weich ist oder das Baby Durchfall hat, geben Sie einen geriebenen Apfel, den Sie braun werden lassen.
- Geben Sie bei Blähungen Kohletabletten.
- Pflanzen: Erdrauch, schwarzer Rettich, Rosmarin, Baldrian.
- Komplexmittel: Colocynthis similiaplex Tbl., SeH 56 (erhältlich in jeder Apotheke über Fa. Hofmann & Sommer in Königsee)
- Spurenelemente: Mangan, Kupfer

Das Kind hat Weinkrämpfe

Diese Störung tritt häufig zwischen dem 6. Monat und dem 2. Lebensjahr auf – manchmal auch früher. Man kann die Weinkrämpfe als Spezialformen cholerischer Anfälle (siehe Seite 46) betrachten. Sie wurden bereits von Hippokrates als harmlos beschrieben.

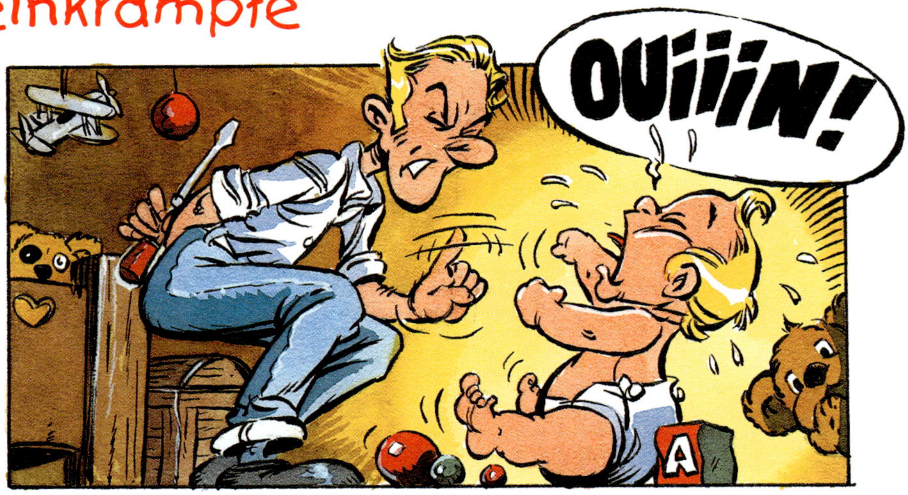

Diagnose

Es gibt 3 verschiedene Formen des Weinkrampfes:

- **blauer Weinkrampf**
kommt am häufigsten vor: in 60 % der Fälle. Nach Ärger, bei Verbot oder Schmerz beginnt das Baby zu weinen, zu schreien, atmet immer schneller, dann stoppt die Atmung, es wird blau, fällt um und verliert das Bewußtsein. Der Anfall kann einige Sekunden bzw. bis zu einer Minute andauern.

- **weißer Weinkrampf**
tritt in 20 % der Fälle auf. Infolge einer Frustration, manchmal eines Sturzes. Nach einem kurzen einleitenden Schrei (manchmal auch ohne Schrei) wird das Baby bleich im Gesicht und fällt bewußtlos zu Boden. Dieser Krampf ist nur von sehr kurzer Dauer.

- **Weinkrampf – Mischform**
kommt in 20 % der Fälle vor und ist eine Mischung zwischen blauem und weißem Weinkrampf. Diese kann nicht eindeutig zugeordnet werden.

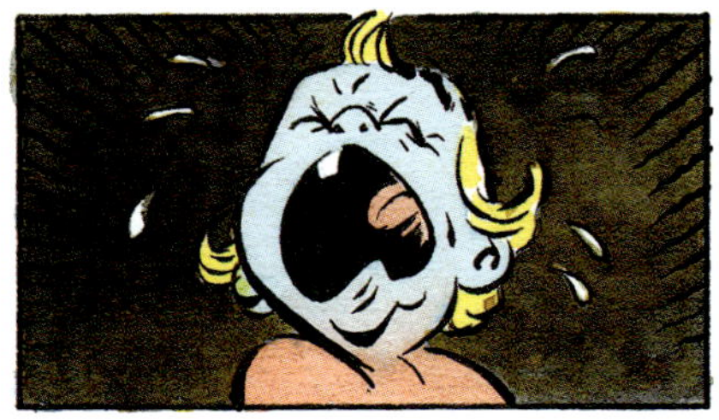

Mechanismus

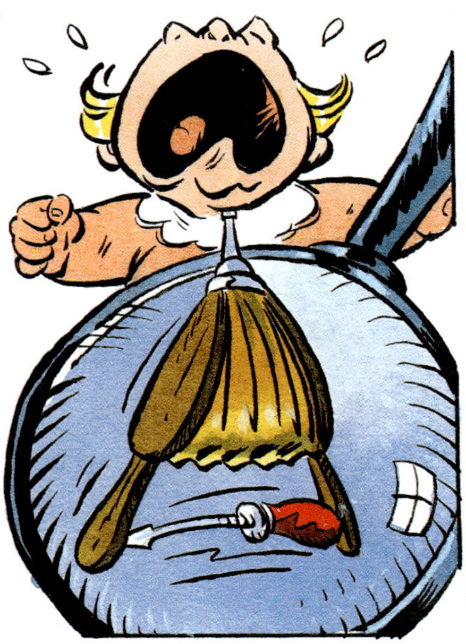

- Bei einem Weinkrampf handelt es sich um eine Blockierung beim Ausatmen, die einen Reflex des Vagusnerves auslöst.

Wenn die Blockierung länger dauert, wird das Baby blau.

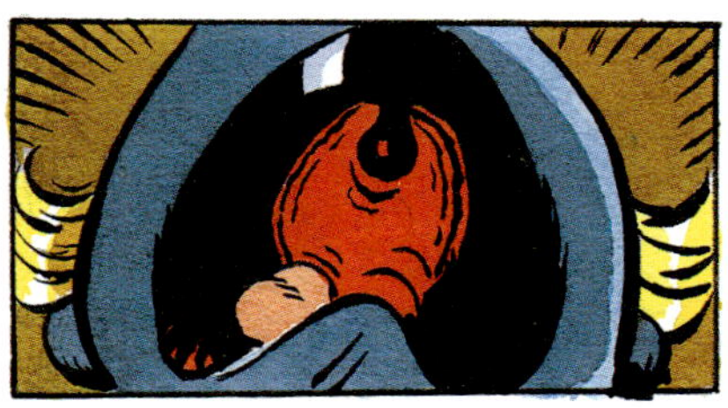

Ist die Blockierung von kurzer Dauer, handelt es sich um die weiße Form des Weinkrampfes. Der Reflex des Vagusnerves kann Bewußtlosigkeit hervorrufen.

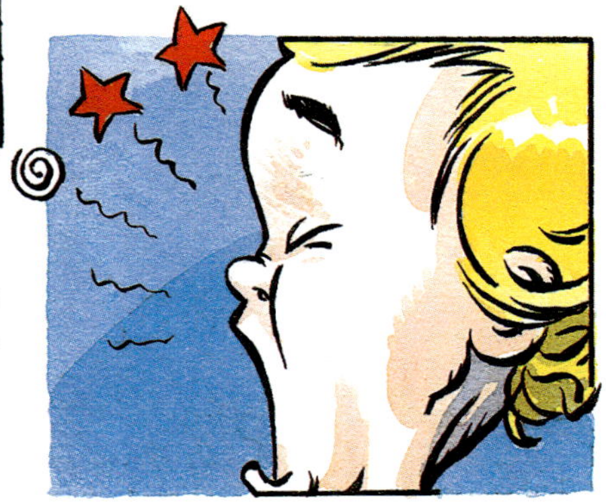

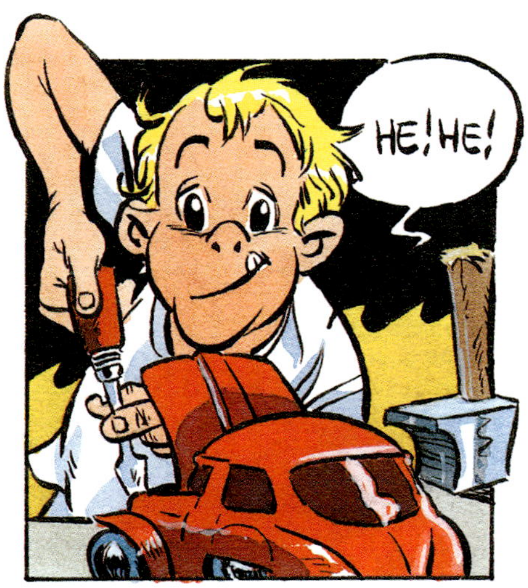

- Das Baby erlangt in jedem Fall wieder sein Bewußsein, es kann nach dem Weinkrampf einschlafen und ist später wieder ganz normal.

- Weinkrämpfe können selten sein oder sehr oft vorkommen. Im allgemeinen aber vergrößern sich die Abstände, wenn das Kind älter wird. Etwa um das 5. Lebensjahr hören sie ganz auf.

Was man tun und was man vermeiden sollte

- Untersuchungen (Elektroenzephalogramm, Radiographien, ...) sind etwas ganz Normales.

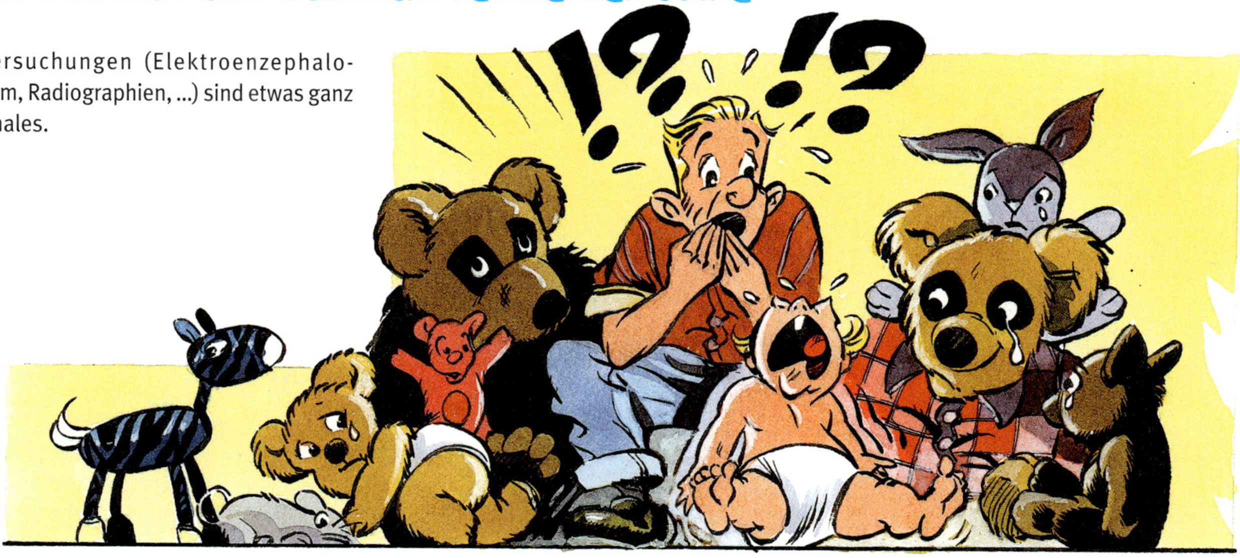

- Weinkrämpfe sehen sehr spektakulär aus, sind aber nichts Tragisches. Sie bleiben ohne Auswirkungen auf das Kind, allerdings können sie sich wiederholen. Gehen Sie jedoch zu einem Arzt, um eine andere Ursache ausschließen zu können.

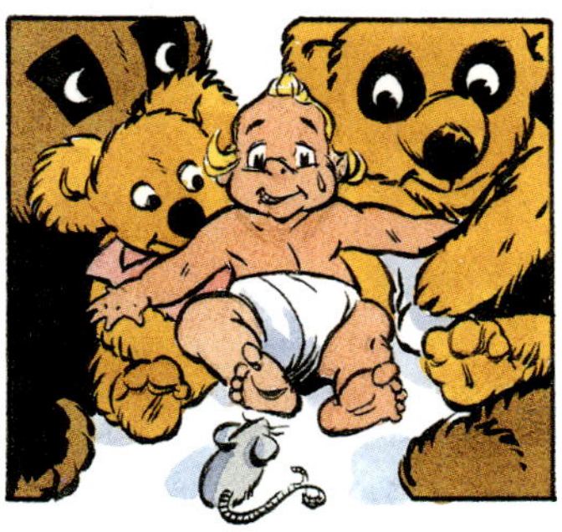

- Bewahren Sie die Ruhe. Durch Ihr Verhalten müssen Sie das Baby, das ebenfalls verängstigt ist (besonders, wenn es sich um die weiße Form handelt) beruhigen. Ihr beruhigendes Verhalten hilft, einen Rückfall zu vermeiden.

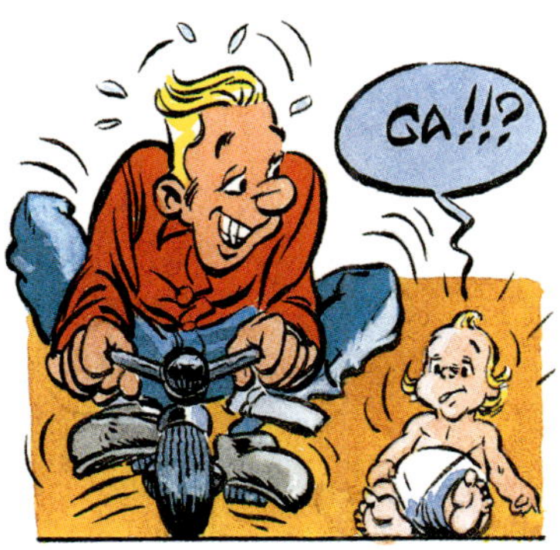

- Verwechseln Sie einen Weinkrampf nicht mit einem epileptischen Anfall. Ein Weinkrampf wird durch ein Ereignis ausgelöst, und die Bewußtlosigkeit ist stets von kurzer Dauer (ein paar Minuten maximal).

- Zeigen Sie am Anfall so wenig Interesse wie möglich, denn es handelt sich dabei häufig um eine Art Erpressung (siehe „cholerische Anfälle“, S. 46). Geben Sie nicht immer allen Launen des Babys nach.

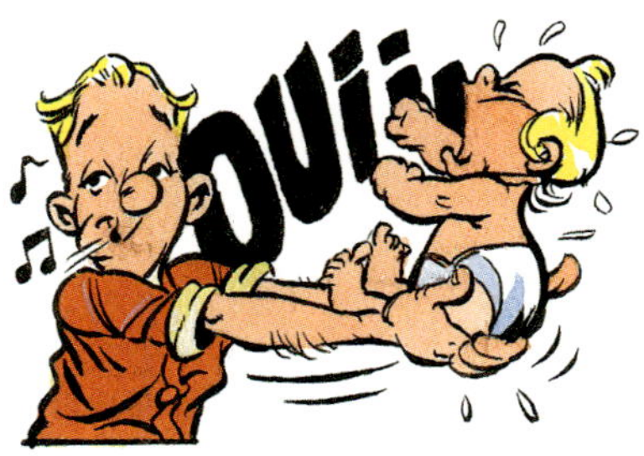

- Lassen Sie das Baby einfach schreien, gehen Sie aus dem Zimmer und lassen Sie es für ein paar Minuten alleine.

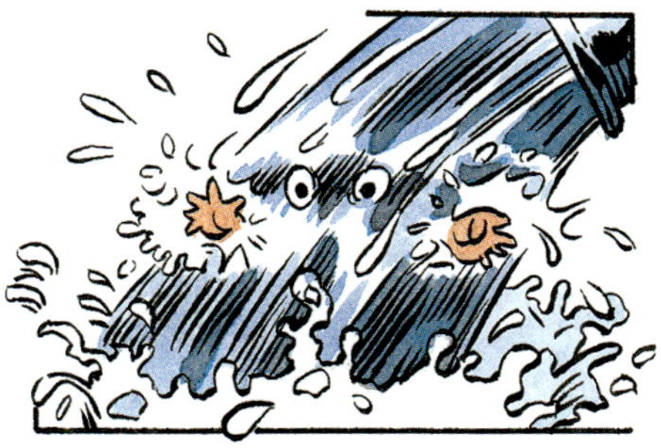

- Wenn das Kind sein Bewußtsein verliert, machen Sie eine vorschriftsmäßige Seitenlage, um ein Ersticken zu verhindern.

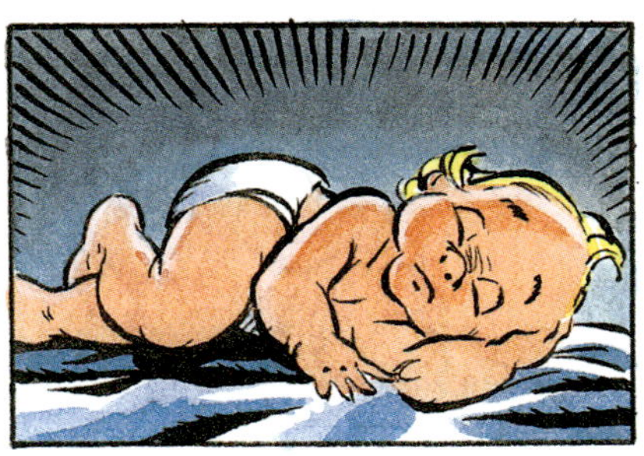

- Die Atmung wird stets wieder einsetzen, jedoch können Sie dem Kind helfen, indem Sie beispielsweise einen kalten Waschlappen auf sein Gesicht legen.

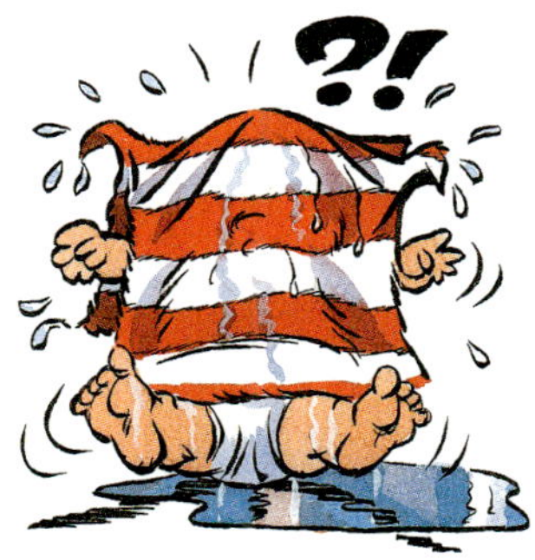

- Geben Sie dem Kind einen Klaps oder blasen Sie dem Baby vorsichtig ins Gesicht (in Richtung Nase), sobald sie bemerken, daß die Atmung wieder einsetzt.

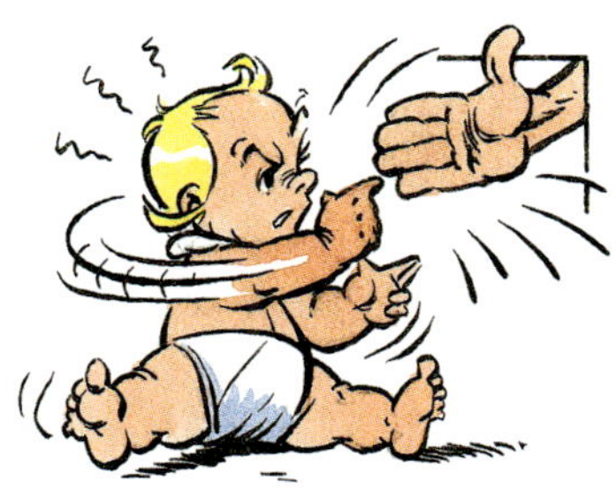

- Medikamente sind bei einem Weinkrampf zwecklos, beziehungsweise hat man sie in der entsprechenden Situation nicht zur Hand. Will man homöopathische Mittel verabreichen, so sind nervöse und spasmische Zustände zu behandeln.
- Ein Weinkrampf ist jedenfalls nichts Tragisches! Ein Kind drückt damit Wut, Schmerzen oder Angst aus. Besonders aber sollte man dem Kind nicht immer alles erlauben; schon damit kann man solchen Krisen vorbeugen.

Das Kind hat Krämpfe

Dieses Problem ist äußerst beänstigend und tritt häufig auf: ungefähr 5 % der Kinder haben vor dem 5. Lebensjahr einen Krampf.

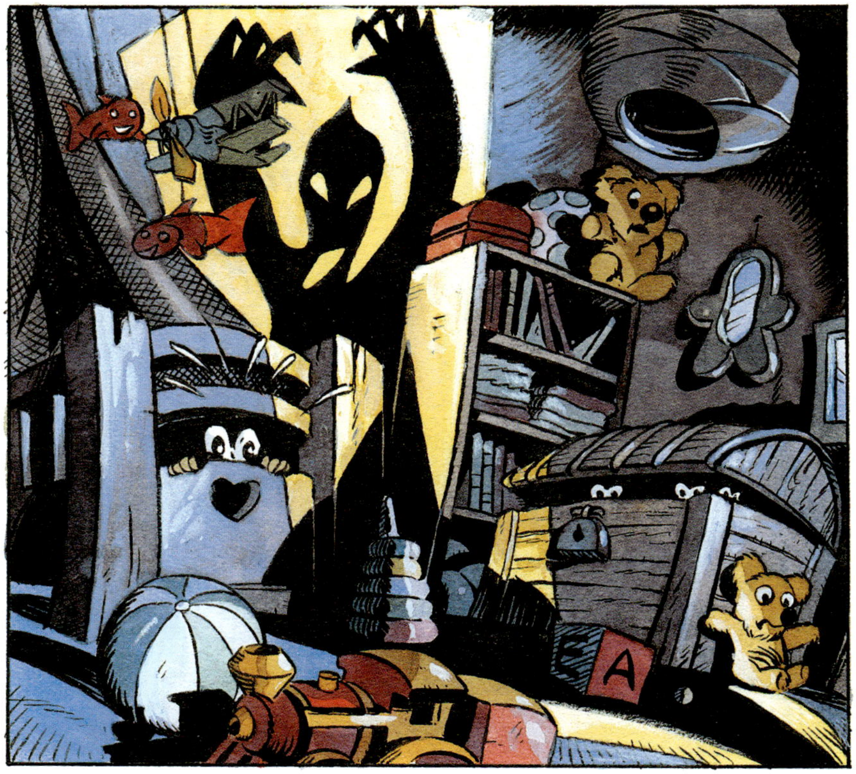

Diagnose

- Folgende Symptome treten auf:
  - starrer Blick oder verdrehte Augen
  - unkontrollierte Bewegungen der vier Gliedmaßen
  - mehr oder weniger langer Bewußtseinsverlust
  - häufig verliert das Baby Urin und/oder Stuhl.
- Oft wird das Baby einfach steif und dann ganz schlaff; dies geht mit einer Ohnmacht oder einem starren Blick und extremer Blässe, einher.
- Das Baby verliert in jedem Fall das Bewußtsein. Dies ist nicht zu verwechseln mit:
  - den Myoklonien des Babys: leichtes Zittern einer Gliedmaße oder des Kinns, verschwindet rasch wieder.
  - einem Frösteln: Zittern während des Temperaturanstieges.
  - Weinkrämpfe (siehe S. 38).

Gründe

- Der häufigste Grund ist Fieber (von 1 bis 3 Jahren). Krämpfe treten bei schnellem Fieberanstieg bis mehr als 40 ° Fieber auf.

Die Fieberanfälligkeit variiert von einem Baby zum anderen. Fast alle Babys genesen ohne bleibende Schäden.

- Vergiftungen durch Unfälle oder Medikamente. (Halten Sie die Mengenvorschriften ein!)
- Stoffwechselstörungen: Zuckermangel, Kalziummangel, Magnesiummangel, Natriummangel ... im Blut.
- Seltene Krankheiten wie Epilepsie.

Gehen Sie bei jedem Krampf zum Arzt.

Was man tun und was man vermeiden sollte

- Rufen Sie Ihren Arzt.

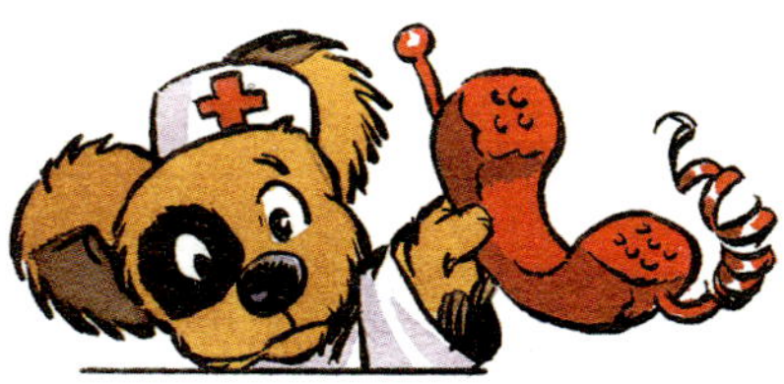

- Beruhigen Sie das Baby und lagern Sie seinen Kopf hoch.

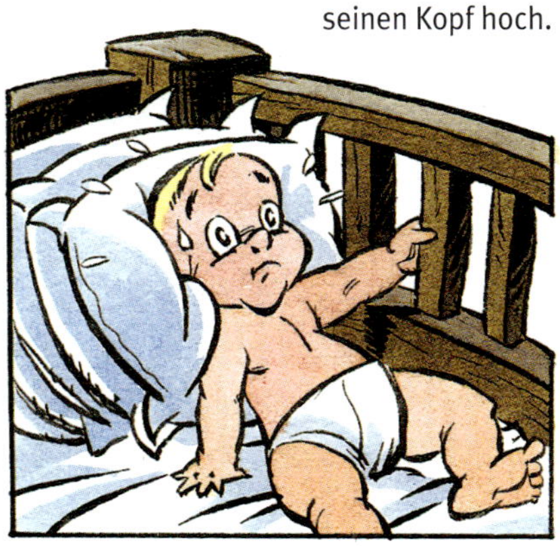

- Messen Sie stets die Temperatur.

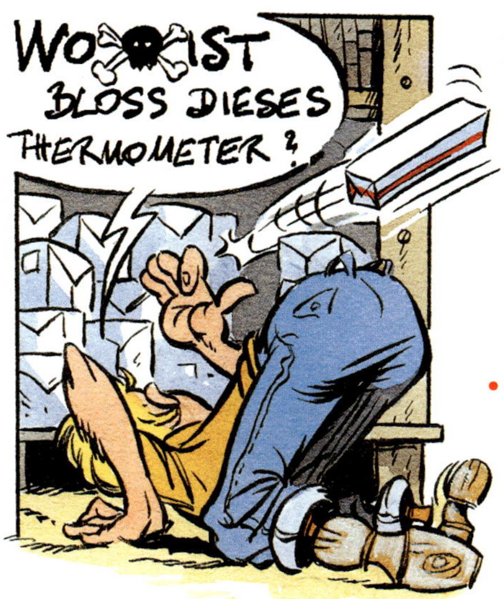

- Lassen Sie es nichts in den Mund nehmen, und achten Sie darauf, daß das Baby frei atmen kann.

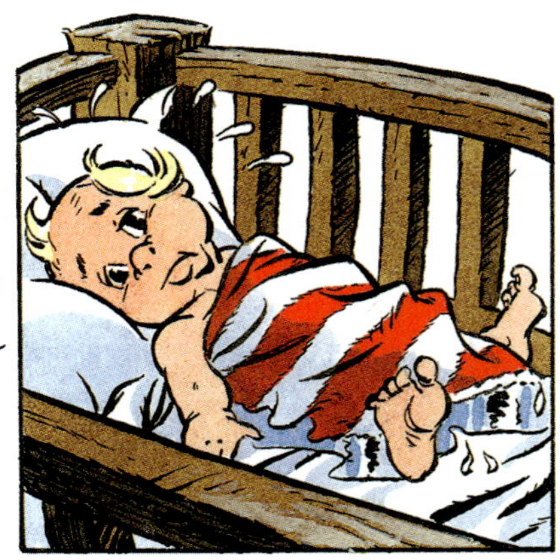

- Bei Fieber geben Sie dem Baby temperatursenkende Zäpfchen (z.B.: Mexalen oder Fieberzäpfchen der Fa. Cosmochema), oder wickeln Sie es in Tücher, die Sie zuvor in lauwarmem Wasser (1 ° C unter seiner Körpertemperatur) getränkt haben. Zwischen dem ersten und dem dritten Lebensjahr müssen Fieber und seine Ursachen unbedingt behandelt werden. Siehe: „Das Fieber“, S. 50.

Behandlung

Wir behandeln hier ausschließlich Fieberkrämpfe. Andere Ursachen gehören in den Aufgabenbereich eines Arztes. Ändern oder beenden Sie niemals ohne Anweisung eine Behandlung. Die Homöopathie wirkt unumstritten positiv auf Fieberkrämpfe. Lösen Sie Globuli D8 in Wasser auf und bereiten Sie damit ein Fläschchen zu. Lassen Sie das Baby viel trinken. (Die Indikation Krämpfe kann eine höhere Potenz, mindestens D12, besser D30, erforderlich machen. Bitte konsultieren Sie einen Arzt.)

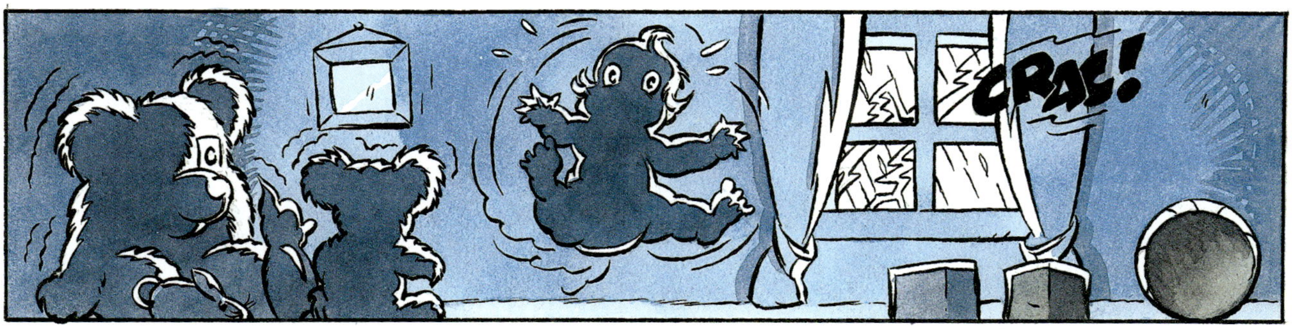

Belladonna
Krämpfe mit hohem Fieber; krampfartige Bewegungen der Gliedmaßen; Delirium, erhöhte Aktivität, dann Krämpfe. (Die Wirkung des Mittels ist beeindruckend.)

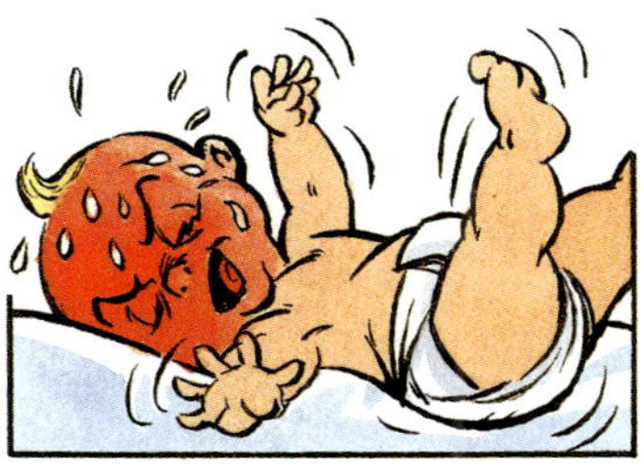

Hyoscyamus
Krämpfe, Spasmen nach dem Essen oder Drang zum Schlucken, wässriger Durchfall, verursacht durch Angst oder Würmer; Delirium, Aktivität und Mattigkeit wechseln einander ab; rotes Gesicht während der Krämpfe.

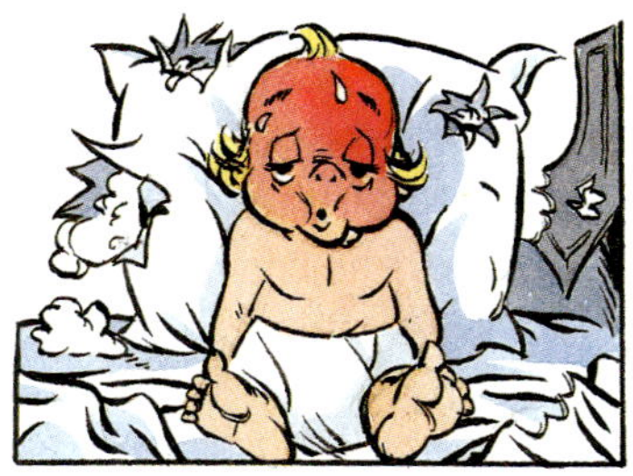

Stramonium
Halbseitige Krämpfe, die andere Seite ist wie gelähmt; unkoordinierte Bewegungen des Gesichtes und der Gliedmaßen; allgemeine Krampfzustände, verbunden mit kaltem Schweiß; Licht wirkt verschlechternd; hebt ständig den Kopf und läßt ihn wieder in den Polster zurückfallen.

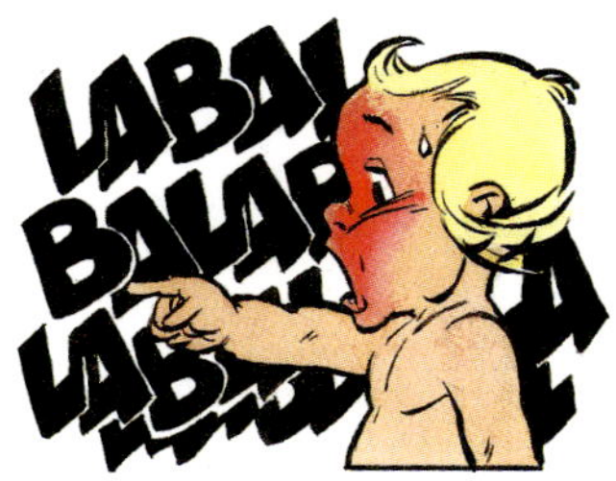

Cicuta virosa
Infolge eines Zahnschubs, Darmwürmern oder eines Schädeltraumas; Körper nach hinten gekrümmt; aktiv; Schreien, dann heftige Krämpfe.

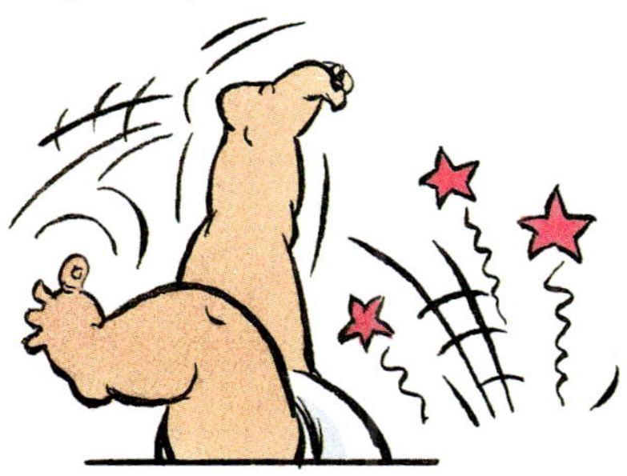

Helleborus
Dreht den Kopf von einer Seite zur anderen und stöhnt dabei; erst aktiv, dann steif, starrer Blick; automatisierte Bewegungen der Arme, Beine und des Kinns.

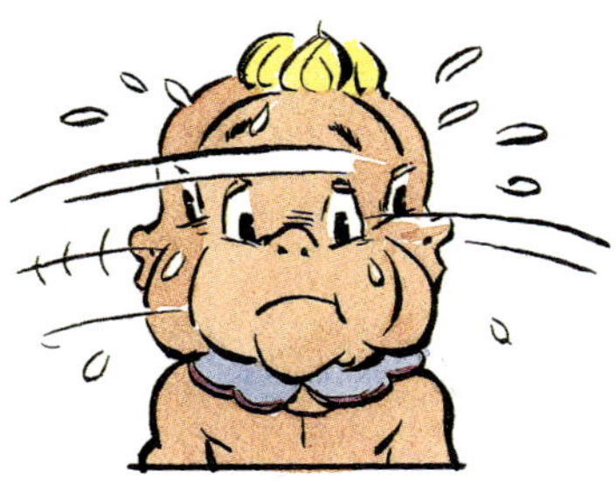

Chamomilla
Infolge eines Zahnschubs oder eines cholerischen Anfalls; etwa um Mitternacht heftige Bewegungen, Spasmen, Krämpfe; launenhaft, cholerisch, unerträglich, übersensibel auf Schmerzen.

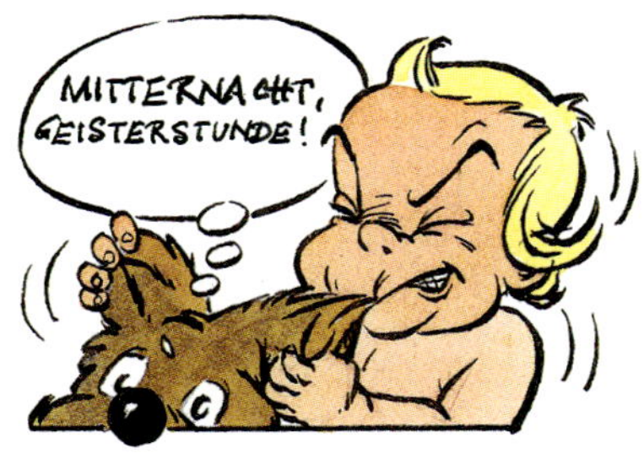

Tipps und Tricks

- Die beste Art, Fieberkrämpfen vorzubeugen, ist es, aufmerksam die Temperatur des Babys zu überwachen und bei den ersten Anzeichen entsprechende Maßnahmen zu treffen. Siehe S. 50.
- Vermeiden sie Reizmittel, leuchtende Stimulatoren (Fernsehen); verschaffen Sie dem Baby Ruhe, gedämpftes Licht.

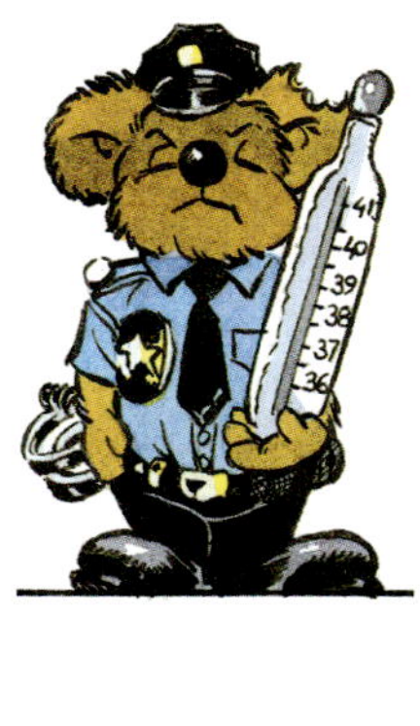

- Pflanzen:
  Beifuß, Maiglöckchen, Lindenblüte, Baldrian, als Tee oder im Badewasser.
- Komplexmittel:
  Pasconal N, SeH 57 (erhältl. in der Apotheke über Hofmann & Sommer, Königsee)
- Spurenelemente: Mangan, Lithium.

Das Kind schläft schlecht

Meist wacht das Baby bis zum zweiten oder dritten Lebensmonat auf. Es hat Hunger und kennt den Unterschied zwischen Tag und Nacht noch nicht.

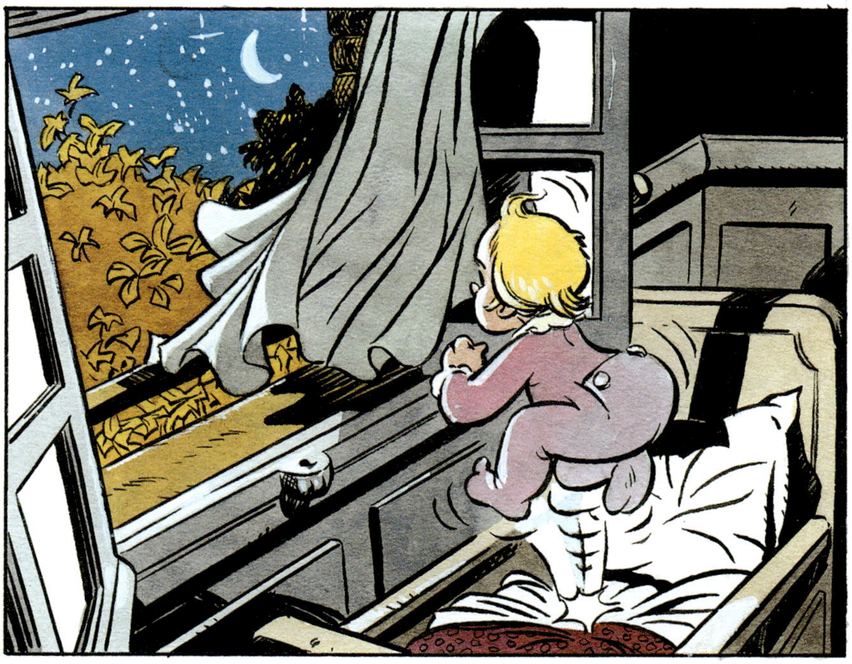

Normaler Schlaf

- Das Baby schläft: bei der Geburt 20 Stunden, 15 Stunden mit einem Jahr, 11 Stunden mit 3 Jahren (allerdings gibt es große individuelle Unterschiede). Das Neugeborene hat einen unregelmäßigen Schlaf. Es wacht am Tag und in der Nacht auf. Zwischen dem ersten und zweiten Lebensmonat wird der Schlaf regelmäßig und pendelt sich etwa bis zum 3. Lebensjahr auf einen langen Schlaf in der Nacht und eine Mittagsruhe ein.
- Das Einschlafen: ist bis zum 3. Monat problemlos, dauert vom 3. bis 9. Monat länger und erweist sich vom 9. Monat bis zum 3. Lebensjahr als schwierig.
- Prozentueller Anteil des Träumens am Schlaf: 60 % unmittelbar nach der Geburt, 43 % mit 3 Monaten, 30 % mit einem Jahr, 20 % in der Pubertät. Ein Baby träumt demnach viel. Dies ist für seine physische und psychische Entwicklung sehr wichtig.
- Wichtig ist, daß sich das Baby im ersten Lebensjahr an einen Schlafrhythmus gewöhnt.
- Häufiges Aufwachen bei Nacht: betrifft 80 % der Kinder im Alter von einem Jahr, 60 % davon verhalten sich jedoch ruhig, weshalb man nichts bemerkt!
- Von 0 bis 5 Uhr morgens: schlafen 30 % der Babys unter 3 Monaten, 17 % mit 6 Monaten und 10 % mit einem Jahr nicht! Keine Sorge also, wenn Ihr Baby nicht so schläft, wie Sie es gerne hätten.

Schlaflosigkeit

- **Das Baby ist lebhaft:** Es brüllt, strampelt, beruhigt sich nur kurz. Kann von Schaukeln und stereotypen Bewegungen ... begleitet werden.

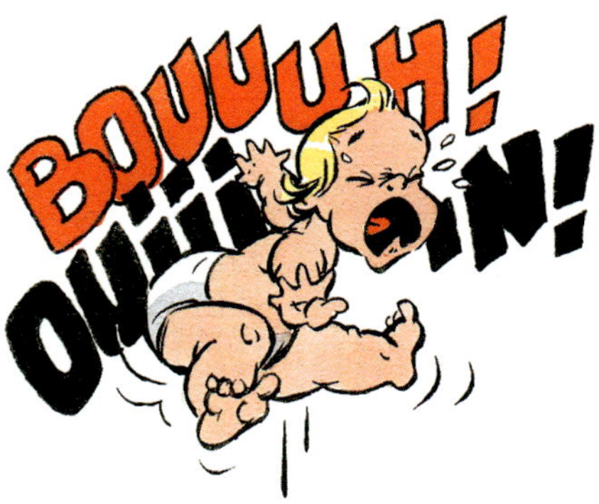

- **Das Baby bleibt ruhig:** Babys Augen bleiben stundenlang offen, leise, teilnahmslos ... Fragen Sie einen Arzt!
- **Das Baby weigert sich, ins Bett zu gehen:** (von 2 bis 6 Jahren) Es kämpft gegen den Schlaf an, steht wieder auf und schläft erst nach einem langen Kampf mit den Eltern ein.
- **Ängste und Phobien:** (von 3 bis 7 Jahren): Angst vor der Dunkelheit, vor Ungeheuern ...

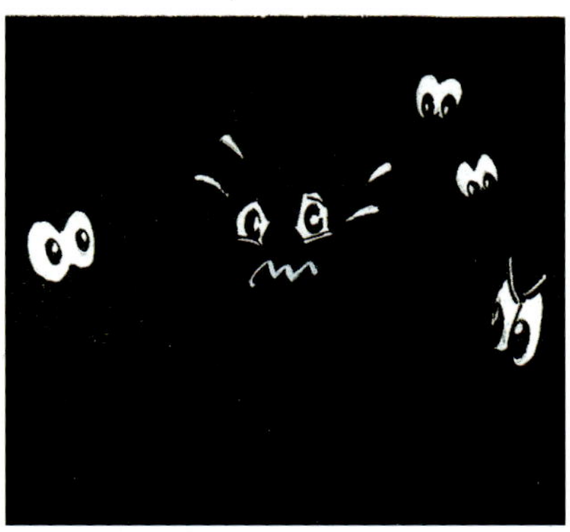

- **Um gegen diese Angst anzukämpfen,** will das Baby bei seinen Eltern schlafen. Es braucht ein Ritual (Teddybär, Stoffwindel, Daumenlutschen, die Mama muß es mehrere Male aus dem Bett nehmen). Ein Baby wird vorm Einschlafen gerne „verhätschelt", es möchte eine Geschichte hören, oder Papa ...

In Indien liebkosen und massieren die Mütter ihre Babys. Viele Frauen wiegen ihr Baby und plaudern mit ihm, um es einzuschläfern. Die Wiederholung eines Rituals gibt dem Baby Sicherheit. Dabei baut es eine besondere Beziehung zu Ihnen auf.

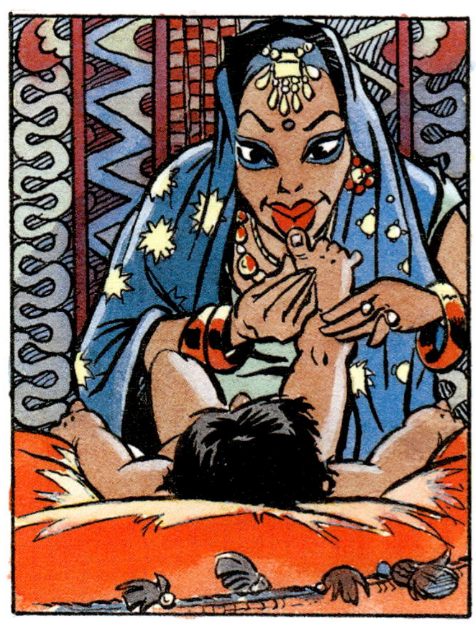

Fragen – Antworten

- **Muß man das Baby in einem ruhigen Zimmer schlafen lassen?**

Im Uterus hört das Baby die Geräusche des Darms, das Schlagen des Herzens der Mutter, Töne von außen ... Es braucht zum Schlafen keine absolute Ruhe!

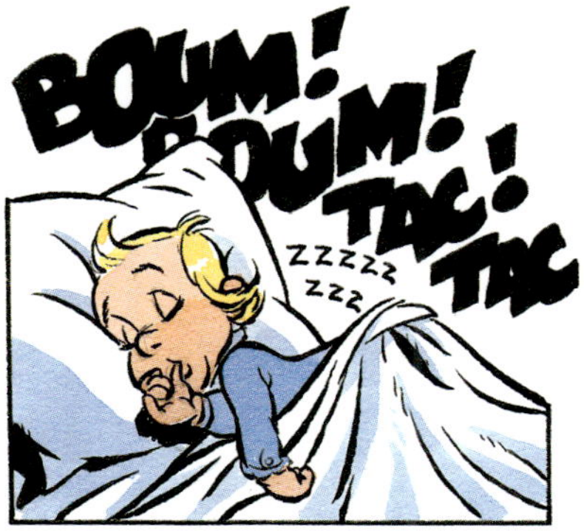

Beobachten Sie Ihr Kind: Wenn es bei Ruhe und im Halbdunkel besser schläft, dann belassen Sie es einfach dabei; dies gilt auch, wenn es eine geräuschvollere Umgebung bevorzugt.

Wenn Sie sehr vielen Extravaganzen Ihres Babys nachgeben, laufen Sie Gefahr, daß sein Schlaf schon bei der geringsten Kleinigkeit gestört wird.

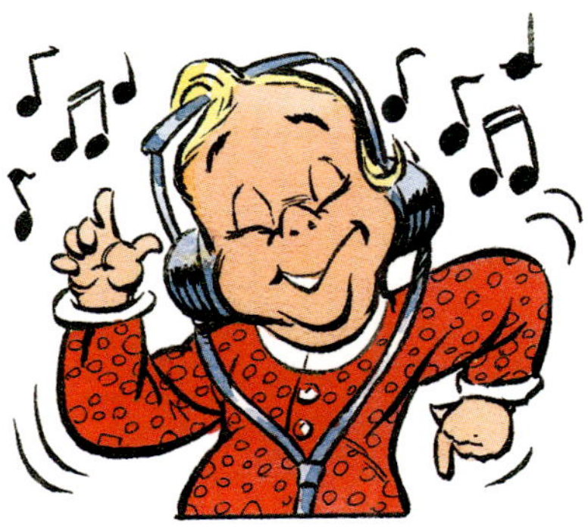

- **Kann das Baby im Zimmer der Eltern schlafen?**

Solange es seine Säuglingsmahlzeiten bekommt, ist es bestimmt für alle Beteiligten angenehmer und auch beruhigender, wenn das Baby in der Nähe der Mutter bleibt.

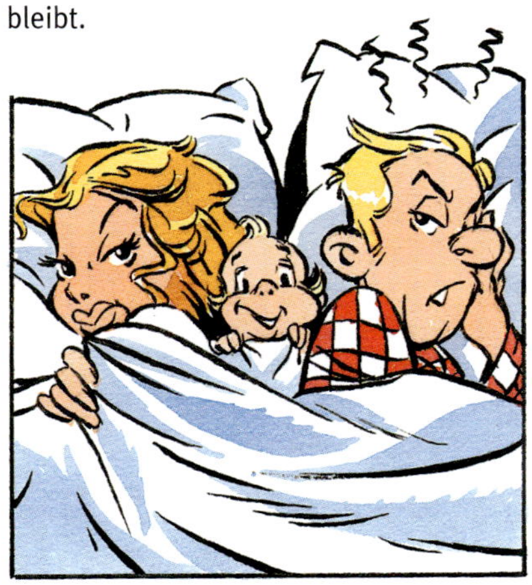

Man sollte das Kind jedoch so bald als möglich daran gewöhnen, in seinem Zimmer zu schlafen. Legen Sie es tagsüber zum Schlafen in sein Zimmer oder zumindest an einen Platz, der für das Baby bestimmt ist. Etwa ab dem 3. Lebensmonat ist es jedoch besser, wenn das Baby in seinem Zimmer bleibt.

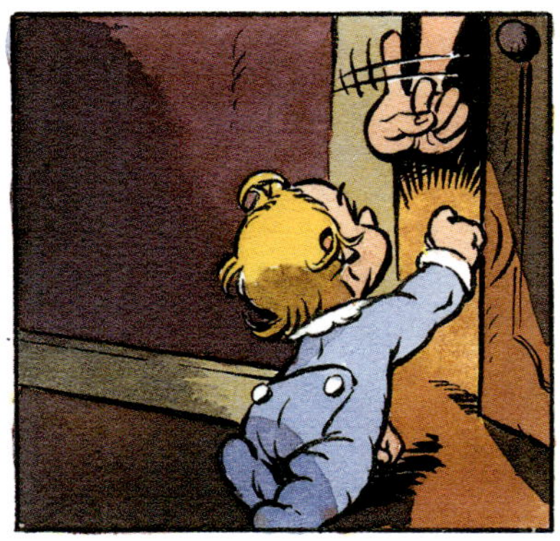

Das Baby versucht natürlich die ganze Zeit der Mutter zu beanspruchen. Das gibt ihm mehr Sicherheit. Vergessen Sie aber nicht, daß Sie auch einen Ehemann haben. In der westlichen Gesellschaft ist es nun mal üblich, daß die Kinder getrennt von ihren Eltern schlafen. Dies ist zwar in Afrika, Asien, bei den Eskimos ... nicht der Fall, jedoch wachsen die Kinder dort genauso heran wie bei uns!

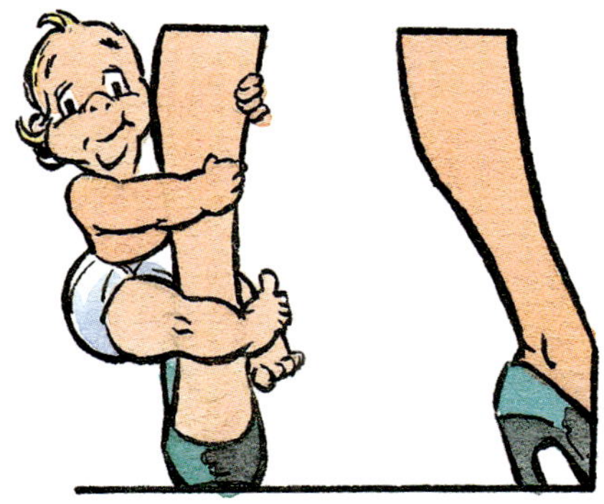

Das Baby soll den Platz des Vaters weder im Leben noch im Bett einnehmen. Es will oft im elterlichen Bett schlafen. Man sollte diesem Wunsch nicht nachgeben, auch dann nicht, wenn die Eltern getrennt sind oder die Mutter alleine lebt. In einem solchen Fall ist die Versuchung für die Mutter noch viel größer.

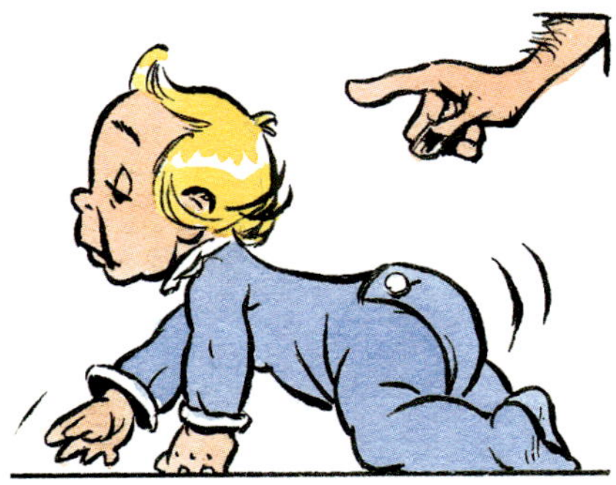

Diagnose

Wenn Ihr Baby Schlafschwierigkeiten hat, sollten Sie sich folgende Fragen stellen:

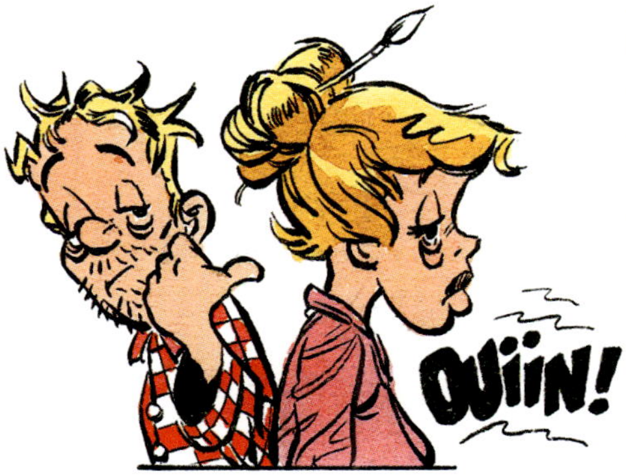

Wann hat die Schlaflosigkeit begonnen? Gibt es einen Auslöser? Um welche Uhrzeit wacht das Kind auf? Hat es Schmerzen, Durst, Angst? Was tun Sie zu seiner Beruhigung? Genügt es dem Kind, Ihre Stimme zu hören, oder müssen Sie es wiegen oder liebkosen? Ist es die Mutter, der Vater oder sind es beide, die zu ihm hingehen? Leidet das Baby auch unter Schlaflosigkeit, wenn es bei den Großeltern oder bei einer anderen Person schläft?

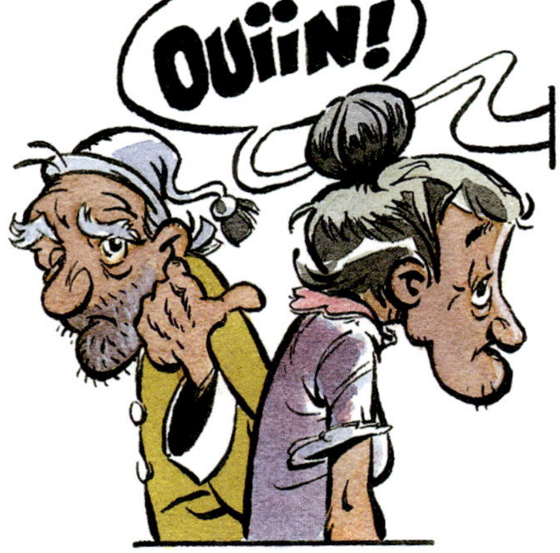

Das Kind schläft schlecht (Fortsetzung)

Was man tun und was man vermeiden sollte

- Dicken Sie das letzte Fläschchen ein.

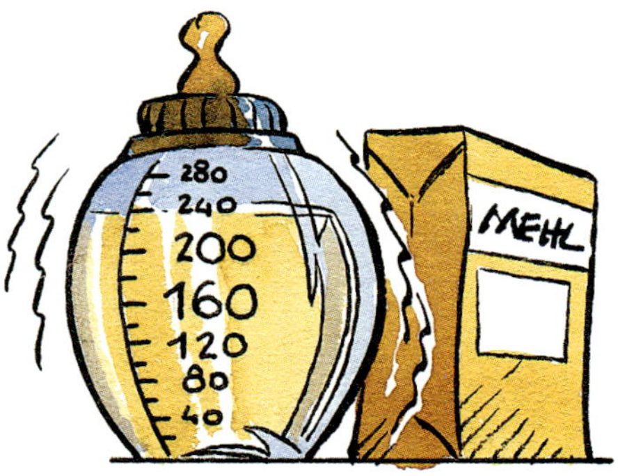

- Steht ein Ereignis bevor: Schwangerschaft, Babysitting, Reise eines Elternteils, Trennung: Sprechen Sie mit Ihrem Kind darüber, um seine Angst zu verringern.

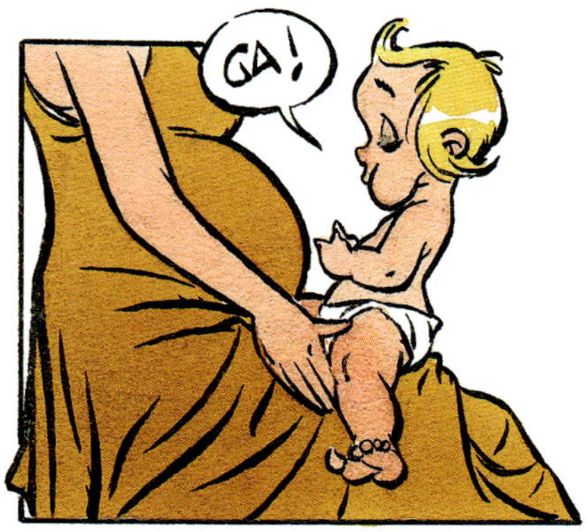

- Gehen Sie zum Arzt, wenn es dem Baby nicht gut geht: Fieber, Zahnschub, Husten, Müdigkeit, Ohrenentzündung etc. Man muß die Krankheiten behandeln.
- Die Zimmertemperatur sollte zwischen 18° und 20° Grad liegen. Halten Sie das Zimmer lärmfrei, lüften sie gut und vermeiden Sie extremes Licht. Richten Sie das Bett probeweise in verschiedene Himmelsrichtungen aus.
- Nur wenn es sehr heiß ist, hat das Baby einen Grund, wegen Durst nachts aufzuwachen. Deshalb sollten Sie dem Kind nicht ständig etwas zu trinken geben, denn Sie könnten damit einen Bedarf wecken.
- Schlafschwierigkeiten können auftreten, wenn das Baby gerade sauber wird oder laufen lernt ... Beruhigen Sie das Baby.
- Lernen Sie die Eigenheiten Ihres Kindes kennen. Das Baby testet dabei Ihre elterliche Autorität. Gehen Sie nicht auf seine

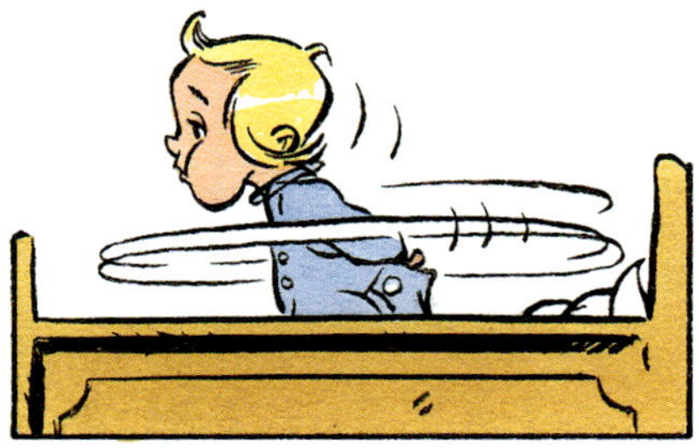

Spielchen ein, wenn es beispielsweise möchte, daß seine Eltern nachts ständig bei ihm bleiben. Mit ein bißchen Beharrlichkeit können Sie diese Schwierigkeiten überwinden. Erklären Sie dem Kind mit fester Stimme, daß „die Nacht zum Schlafen da ist“ (auch wenn es noch ganz klein ist).

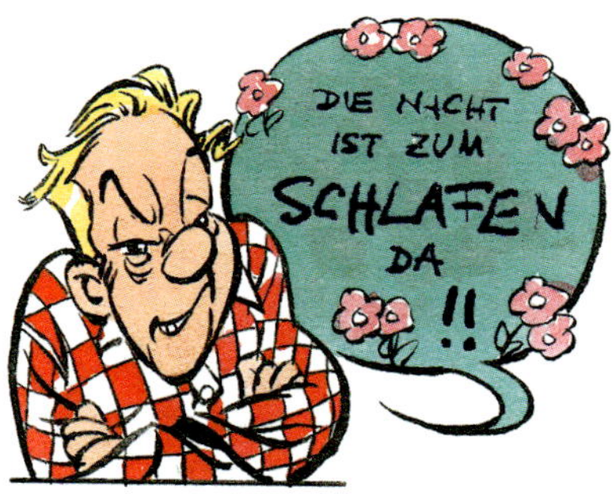

- Wenn das Baby ständig nach der Mutter ruft (das ist etwa um das erste Lebensjahr der Fall), lassen Sie auch einmal den Vater ein Machtwort sprechen.
- Entwickeln Sie ein gemeinsames Konzept, damit das Baby keine Unstimmigkeiten zwischen den Eltern spürt, sonst wird es diese merklich ausnutzen.

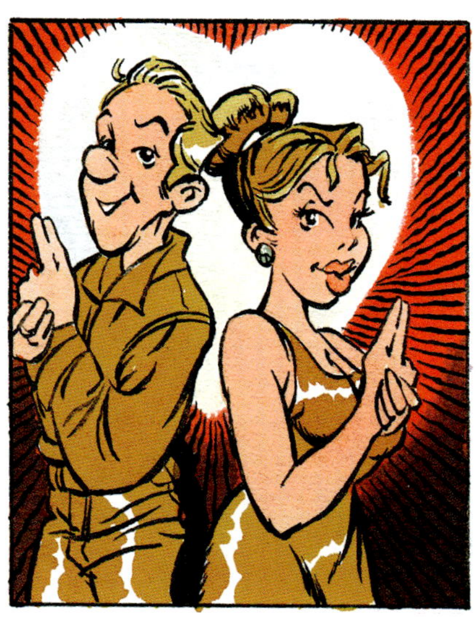

- Ein Baby mag seine gewohnte Umgebung und ein geregeltes Leben. Kommt es zur einer notwendigen Änderung, informieren Sie das Kind davon, um die Umstellung zu erleichtern.

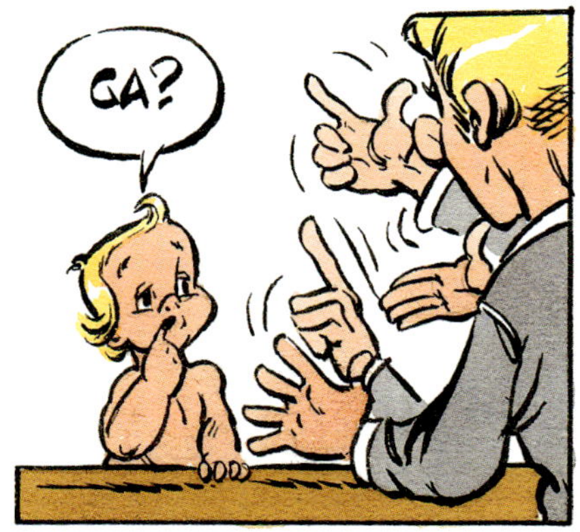

- Zwischen dem 2. und 3. Lebensjahr kommt es vor, daß das Baby von seinem Gitterbett genug hat. Tauschen Sie es aus!

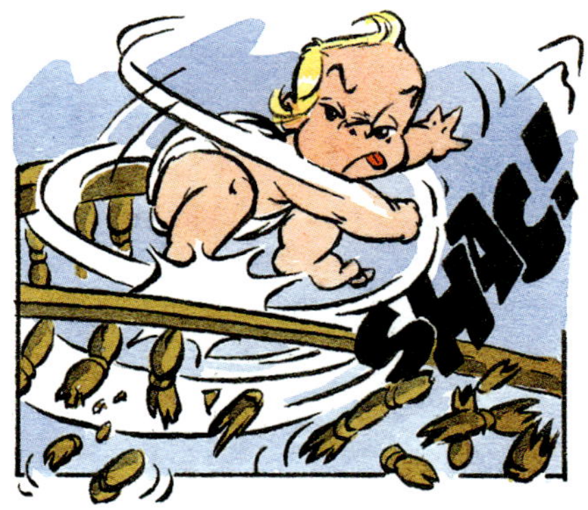

- Sie sollten das Baby nicht zu lange in Ihrem Zimmer behalten. Wenn die Wohnung zu klein ist, können Sie es nachts z. B. im Wohnzimmer schlafen lassen.

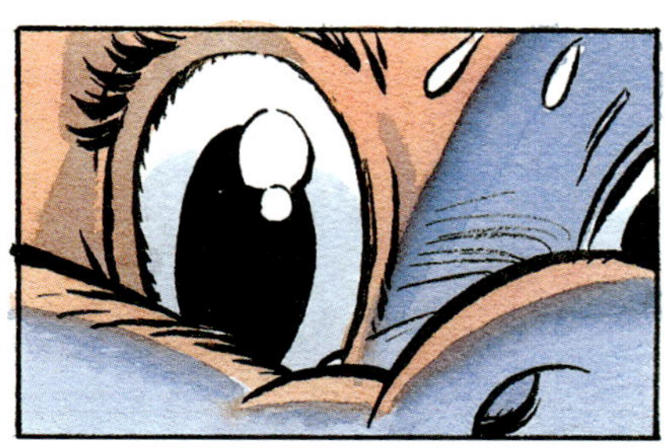

- Es ist fraglich, ob Fernsehen nützlich ist. Ein Kind sollte rechtzeitig schlafen gehen. Vermeiden Sie daher Filme, die ihm Angst machen könnten.
- Verabreichen Sie nach Möglichkeit keine Beruhigungsmittel: manchmal ist man aber mit seiner Weisheit am Ende. Gehen Sie in diesem Fall zwecks einer homöopathischen Behandlung zu einem Arzt.

Behandlung

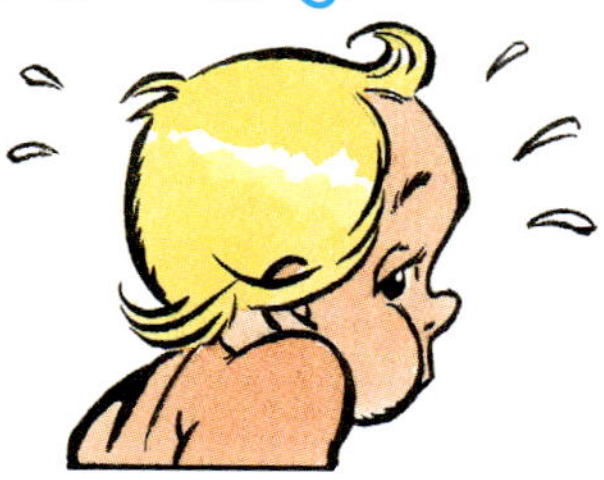

AMBRA GRISEA D12
Döst vor sich hin, kann aber nicht einschlafen; schüchtern, kummervoll; kann weder Groß noch Klein machen, wenn es beobachtet wird; will nicht auf das Töpfchen gehen.

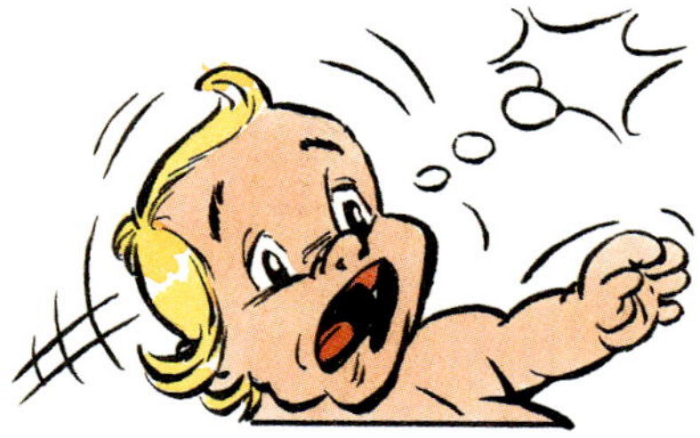

CHAMOMILLA D12
Wälzt sich hin und her, stöhnt beim Schlafen, Alpträume bei halb geöffneten Augen; schreit beim Aufwachen; müde, schläft aber nicht; cholerisch, schreit und weint; ruhig, wenn es getragen oder im Kinderwagen spazieren gefahren wird.

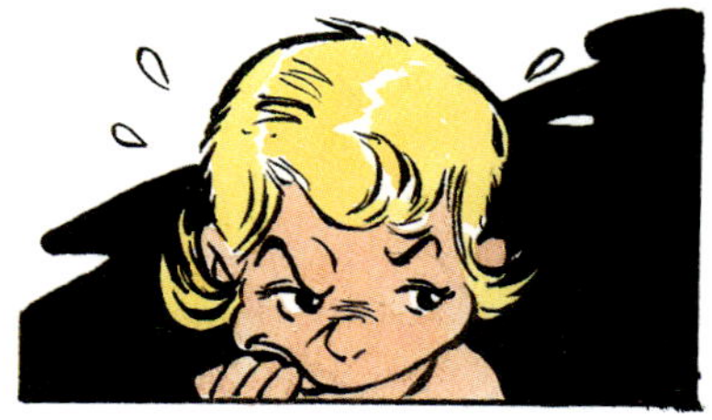

OPIUM D30 (4-6 Globuli am Abend)
Schlaflosigkeit aufgrund von Angstzuständen; ängstlich bei Nacht; döst, aber kann nicht schlafen, übersensibel auf Lärm; schreit mitten im Schlaf.

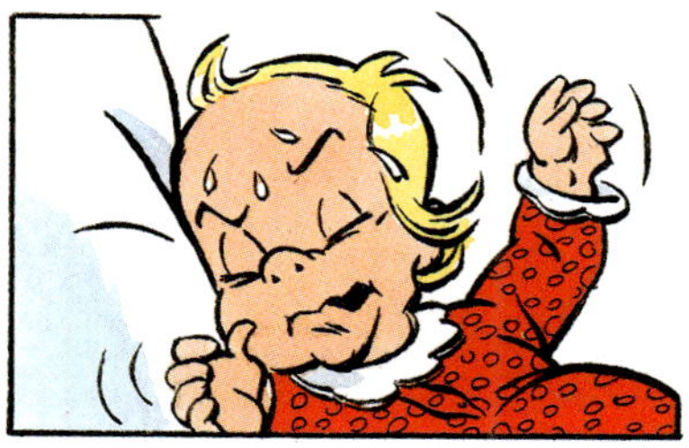

BELLADONNA D12
Immer in Bewegung, Stöhnen, Krämpfe und Spasmen, deckt sich beim Schlafen ab; ist übermüdet, aber kann nicht schlafen; Kopf- und Handschwitzen; Alpträume.

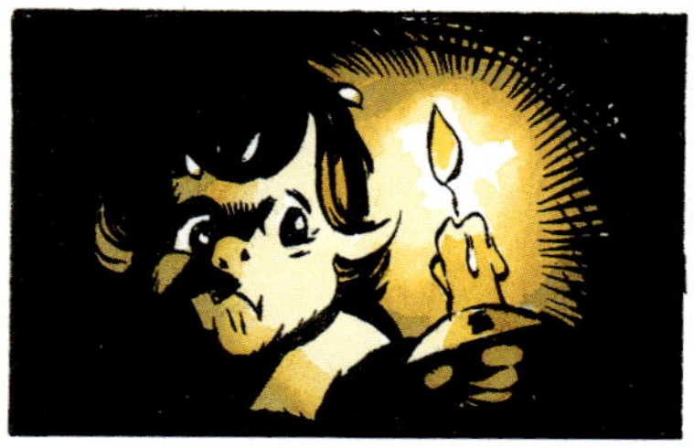

STRAMONIUM D12
Angst vor der Dunkelheit, Angst vorm Alleinsein; schläft schwer ein; wacht verängstigt auf, erkennt niemanden wieder; Alpträume; schreckliche Horrorvisionen; Delirium; erhöhte Aktivität; rotes Gesicht.

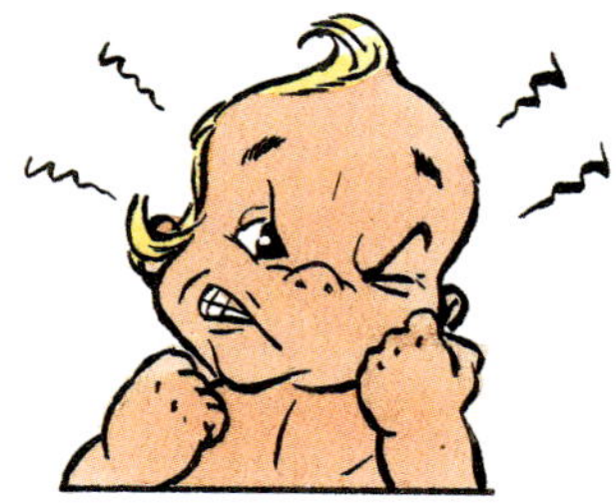

HYOSCYAMUS D12
Schlaflosigkeit nach nervlicher Belastung und Erregung; Zucken beim Schlafen, lacht und knirscht mit den Zähnen; Alpträume; fährt mit Entsetzen aus dem Schlaf hoch; ist gerne nackt, cholerisch, ungestüm.

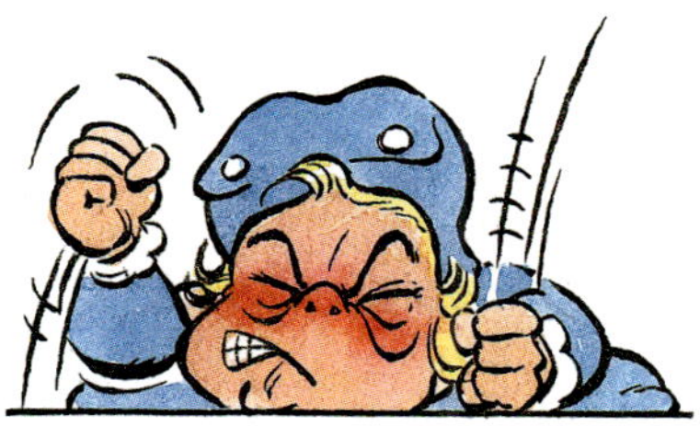

CHINA D12
Unruhiger Schlaf, zuckt zusammen, schreit, knirscht mit den Zähnen; wacht vor Mitternacht erschrocken auf, aber die Panik bleibt; schläft auf dem Bauch, den Händen und Knien; extreme Angst, läßt sich unmöglich beruhigen.

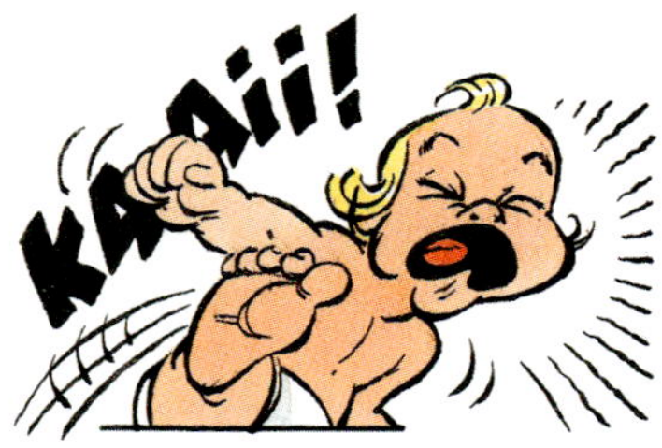

BORAX D12
Extreme Angst in der Nacht, verursacht durch Aufregung am Abend; Wutausbruch, verbunden mit Schreien und Fußtritten; Schlaflosigkeit bei Fieber; schreit beim Schlafen; Bläschen auf der Zunge.

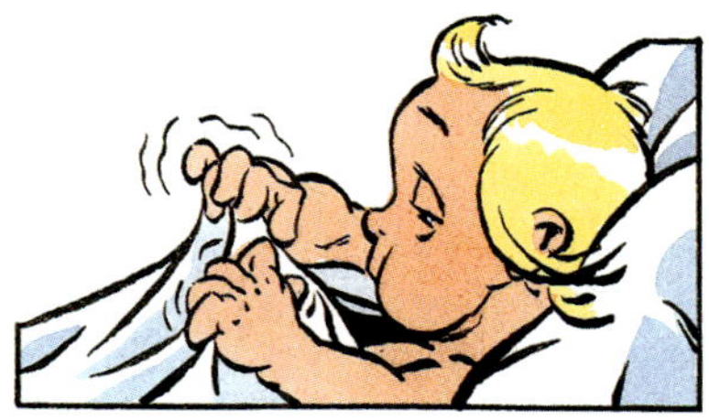

KALIUM BROMATUM D12
Zerstreutheit; Schlafwandeln; extreme Angst in der Nacht, Hände ständig in Bewegung: schläft nur ein, wenn es etwas zum Spielen hat.

Tipps und Tricks

- Große Zehe massieren: massieren Sie mit dem Daumen entlang der Innenseite des großen Zehs; 5 Minuten jede Seite.
- Schaffen Sie ein Ritual und halten Sie sich daran: erzählen Sie eine Geschichte, singen Sie ein Wiegenlied ... Das Einschlafen muß ein Vergnügen sein; wichtig ist ein angenehmes Klima, Schaukeln, ...
- Erkennen und respektieren Sie den natürlichen Rhythmus des Babys.
- Versuchen Sie bis zum 2. – 3. Lebensjahr das Mittagsschläfchen einzuhalten.
- Pflanzen: Baldrian, Orangenblüten, Eschscholtzia, Lindenblüte, Passionsblume.
- Komplexmittel: Passiflora oligoplex 1 x 5-10 Tropfen, SeH 44 vor dem Zubettgehen (erhältlich in allen Apotheken über Hofmann & Sommer; Königsee)
- Spurenelemente: Lithium, Brom.

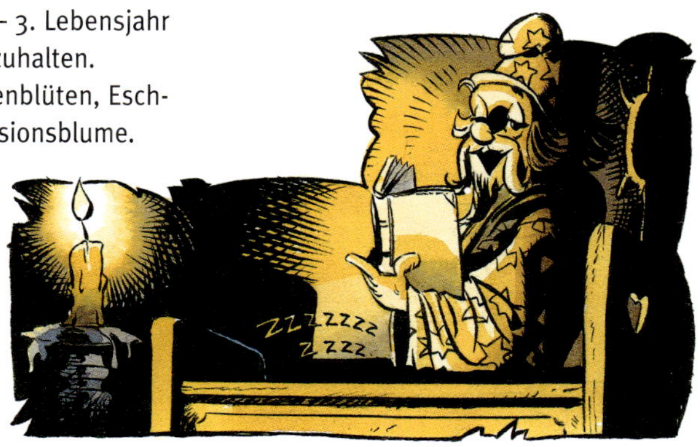

Das Kind hat cholerische Anfälle

Es handelt sich hierbei um heftige Proteste gegen die elterliche Autorität. Sie treten sehr häufig im 2. Lebensjahr auf.

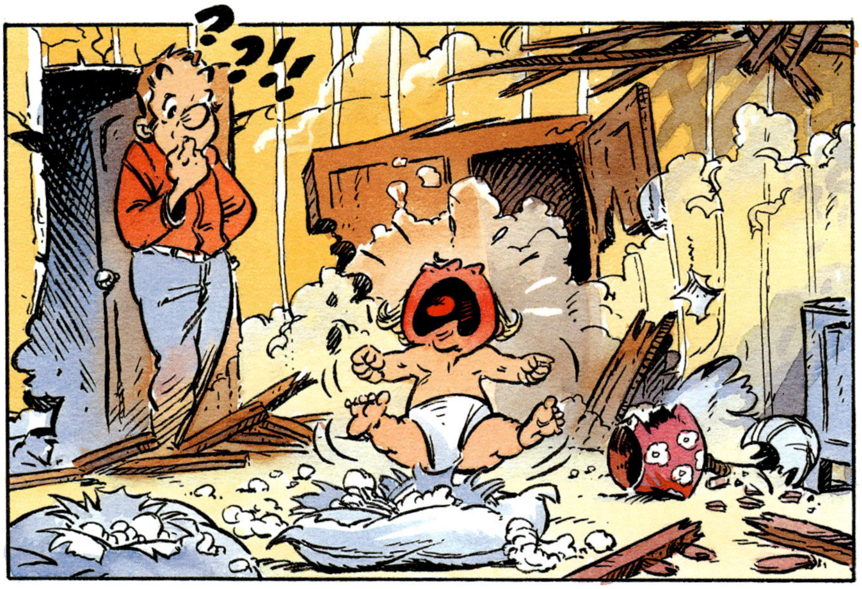

In diesem Alter beginnt das Kind, seine Persönlichkeit zu entfalten. Es wird sich seiner selbst bewußt. Ein eigensinniges, aktives, energiegeladenes Kind neigt eher zu cholerischen Anfällen. Es will zeigen, wozu es fähig ist, und lenkt die Aufmerksamkeit auf sich. Es konkurriert mit den Geschwistern und ahmt die Eltern nach. Das Kind tut, was ihm gerade einfällt. Einer Idee folgt die sofortige Durchführung und dem anschließenden Protest der Eltern folgt ein cholerischer Anfall. Das Baby wird eigenständig. Es entdeckt seine kleine Welt. Es will alles anfassen und in den Mund nehmen... Die Mutter versucht das aber zu verhindern. Das Kind kann dies jedoch nicht verstehen und umso weniger, als seine Eltern und die großen Geschwister diese Dinge berühren dürfen. Das Baby will dies trotzdem tun, die Mama sagt aber „Nein"! Es will nicht begreifen, daß es eben nicht alles machen kann, wozu es gerade Lust hat. Die Folge ist ein heftiger und ebenso beeindruckender Wutanfall, der durch das Aufeinandertreffen des Willens der Eltern mit dem Willen des Babys entsteht. Eine solche Reaktion ist übrigens auch ein beliebtes Mittel, um seinen Willen durchzusetzen. Dies erklärt die Wutanfälle in der Öffentlichkeit (im Kaufhaus, auf der Straße, ...).

Das Auftreten

hängt von verschiedenen Faktoren ab:

- Zu strenge Eltern, die häufig Verbote erteilen, müssen auch damit rechnen, daß es vermehrt zu einem „Krach" kommt...
  Ein zweijähriges Baby hat nicht unbedingt die gleichen Hygienevorstellungen wie seine Mutter!

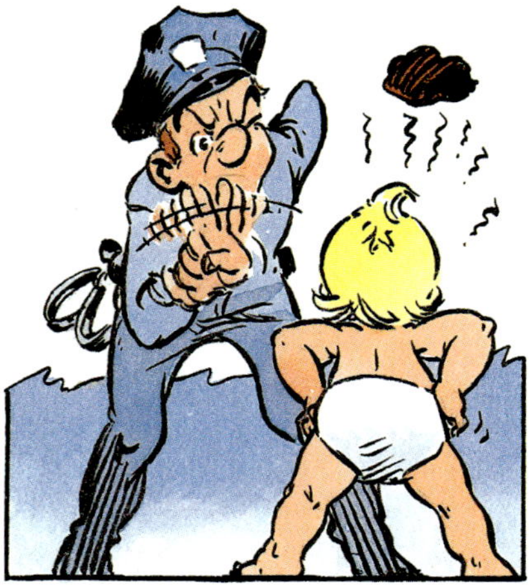

- Eltern, die von einem Kleinkind zu viel erwarten. Mozarte und dreijährige Ingenieure ... kommen nur selten vor.
- Ein verwöhntes und extrem behütetes Kind, das keine Disziplin kennt, wird früher oder später die Grenzen überschreiten, die ihm seine Mutter setzt. Dies bewirkt ein heftiges Aufeinandertreffen und kann schließlich in einem cholerischen Anfall enden.
- Ein Kind, das durch einen Wutanfall seinen Willen durchsetzen kann, fühlt sich zu einem neuerlichen Anfall aufgefordert.
- Eltern, die sich nicht einig sind, verwirren das Kind. Es braucht Richtlinien und fixe Regeln. Die entsprechende Klarstellung durch einen Elternteil ist nötig, ansonsten ist seine Autorität in Frage gestellt.

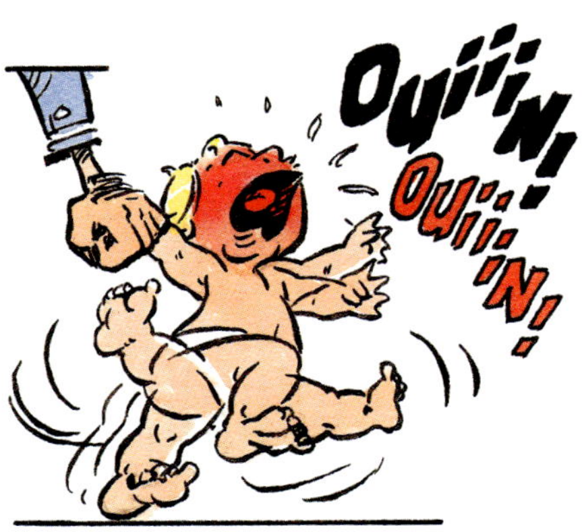

- Nervosität, Müdigkeit, Sorgen und die Stimmung der Eltern vermindern deren Geduld und beeinflussen das Verhalten des Kindes. Auf jeden Wutanfall folgt eine mehr oder weniger gerechtfertigte Zurechtweisung, was im Bezug auf das Eltern-Kind-Verhältnis wiederum einen Teufelskreis auslösen kann. Je besonnener, geduldiger und einsichtiger die Eltern sind, umso weniger Wutanfälle hat das Kind.

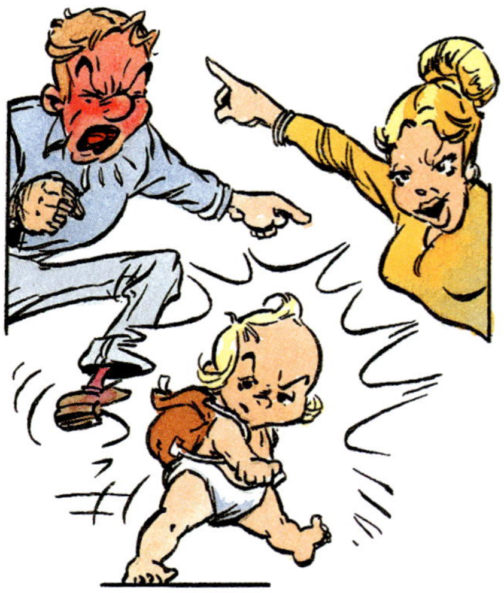

Was man tun und was man vermeiden sollte

- Schließen Sie einen medizinischen Grund aus, der diese Wutanfälle auslöst. Übellaunigkeit kann beispielsweise durch eine chronische Krankheit hervorgerufen werden, die das Kind zusätzlich ermüdet.

- Das Baby ist nicht abnormal, nur weil es einen Wutanfall hat: dieses Verhalten ist völlig normal. Das müssen Sie in Kauf nehmen, wenn Sie ein Kind „mit Charakter" haben wollen.

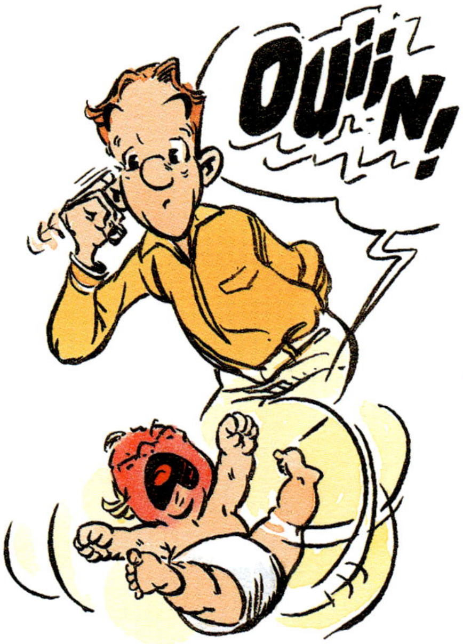

- Versuchen Sie ruhig zu bleiben und werden Sie nicht wütend, denn es ist keine gute Lösung, auf Aggressivität mit Aggressivität zu reagieren. Die beste Reaktion auf einen Wutanfall ist Gleichgültigkeit. Sollte es nötig sein, lassen Sie das Kind einfach alleine: ein Wutanfall ohne Zuschauer hat keinen Sinn. Ist das Kind wieder beruhigt, trösten und liebkosen Sie es, aber ohne Süßigkeiten oder andere Belohnungen.

- Versuchen Sie das „Forschungsgebiet" einzugrenzen und besonders gefährliche Gegenstände wegzuschließen, um nicht ständig „Nein" sagen zu müssen, denn das Baby kann so viele Verbote nicht verstehen. 2 oder 3 Verbote in 24 Stunden reichen aus, um als solche wiedererkannt zu werden.

- Es ist besser, das Baby abzulenken, wenn es gerade dabei ist, eine Dummheit zu machen, als „Nein" zu sagen.

- Helfen Sie dem Kind, einem Befehl zu gehorchen.

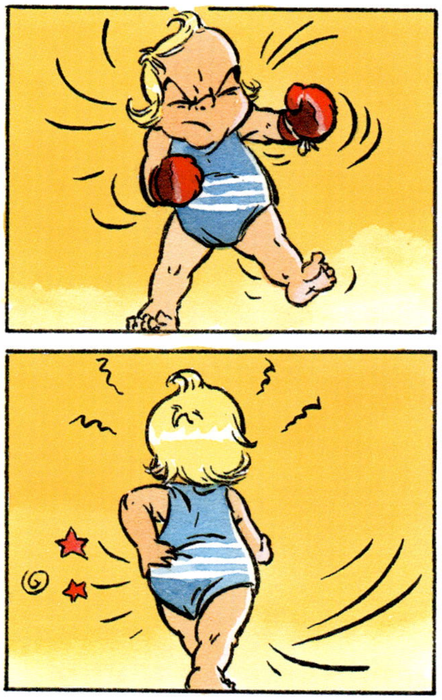

- In diesem Alter sind Schläge keine gute Lösung, sollte Ihnen trotzdem einmal die Hand auskommen, sollten Sie dem Kind nach so einer Krise Ihr Verhalten erklären: „Entschuldige bitte, aber Mama war am Ende."

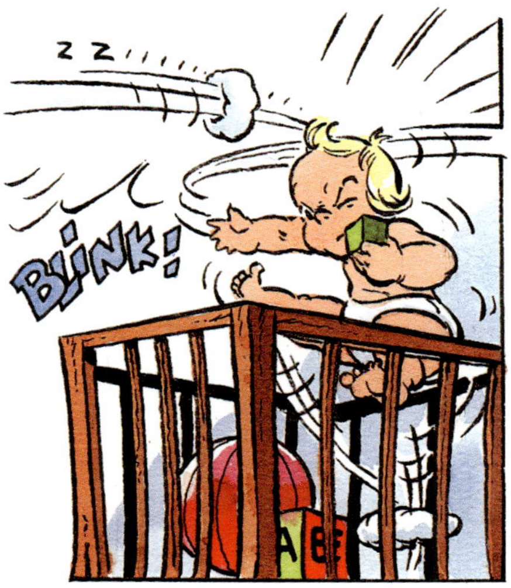

- Die beste Behandlung ist Vorbeugen: Beugen Sie möglichen Reaktionen Ihrerseits vor, indem Sie dem Baby einen Raum zu Spielen geben, in dem Unordnung erlaubt ist, und akzeptieren Sie, daß es beim Essen herumkleckert. Legen Sie zum Schutz einfach etwas unter seinen Sessel ...

- Versuchen Sie nicht die Persönlichkeit und den Charakter des Babys zu verändern: diese wird es später noch brauchen.

- Treffen Sie notwendige Entscheidungen und fragen Sie nicht immer ein 15 Monate altes Kind um seine Meinung: Sagen Sie: „Komm, wir gehen jetzt spazieren" und nicht „Möchtest du mit deiner Mama spazieren gehen, Herzchen? Du würdest ihr eine große Freude machen, mein Schatz, mein Zuckerpüppchen."

- Gehorsam und Disziplin sind notwendig, aber natürlich in vernünftigem Maß.

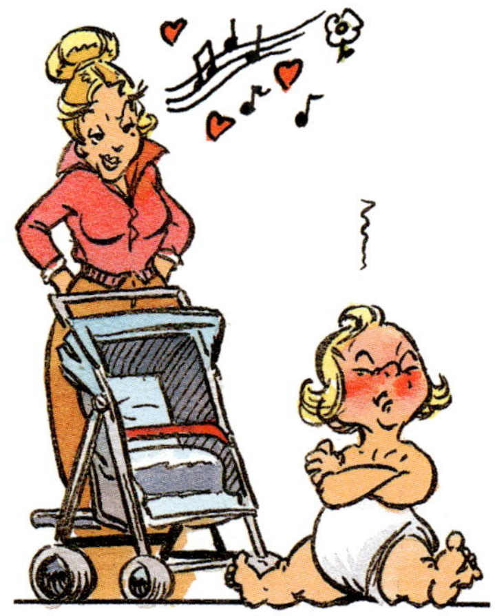

- Die Eltern müssen sich über ihre Vorgehensweise einig sein, Erlaubtes und Verbotenes festlegen und sich auch daran halten, sonst hat das Baby keine Richtlinien mehr.

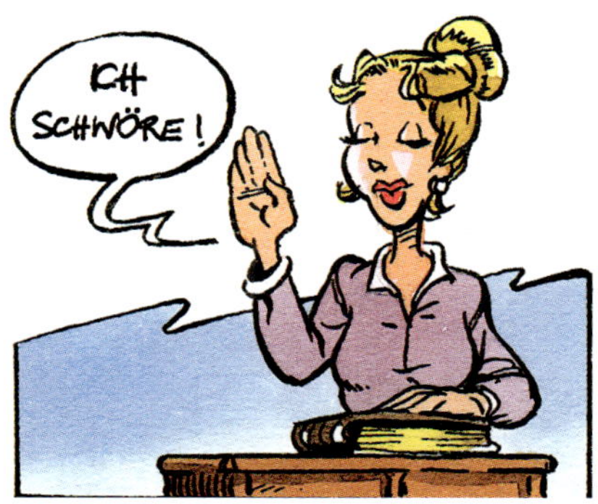

- Ist der Teufelskreis Wutanfall-Zurechtweisung-Wutanfall einmal entstanden, kann eine kurzfristige Eltern-Kind-Trennung günstig sein. Diese macht einen Neustart leichter.

- Stellen Sie sich die Frage, ob eine Krise wirklich notwendig ist. Sie sollten wissen, was Sie wollen: ist es besser, das Baby alleine mit dem Löffel essen zu lassen oder einen sauberen Tisch zu haben.

- Kommt es dennoch zu einem Wutanfall, erklären Sie dem Kind, daß Sie es verstehen – es fühlt sich dadurch nicht unverstanden – aber sagen Sie ihm auch, daß Sie diejenige sind, die die Entscheidungen trifft.

Das Kind hat cholerische Anfälle ... Behandlung

Die folgenden homöopathischen Präparate verringern die Stärke des Anfalls. Sie sind nicht giftig und werden 1 bis 2 Mal täglich in D12 oder D30 verabreicht. (Bei der Hochpotenz D30 konsultieren Sie bitte einen Arzt.)

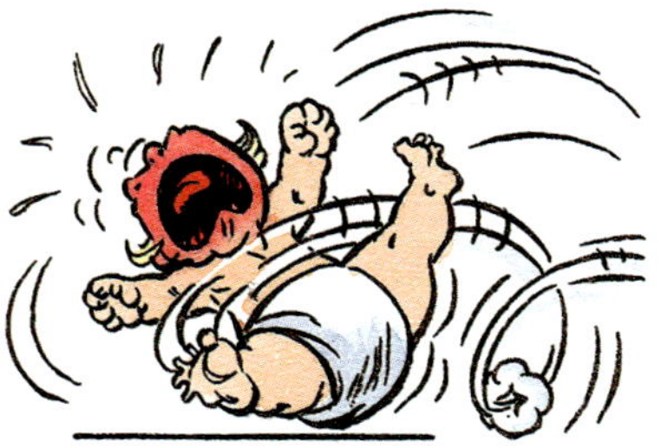

Chamomilla

Starke Anfälle, launenhaft; brüllt, wälzt sich dabei am Boden; will das Objekt seiner Begierde unbedingt haben, wirft es aber sofort wieder weg; will weder angeschaut noch angesprochen werden; beruhigt sich nur, wenn es getragen oder im Auto spazieren gefahren wird.

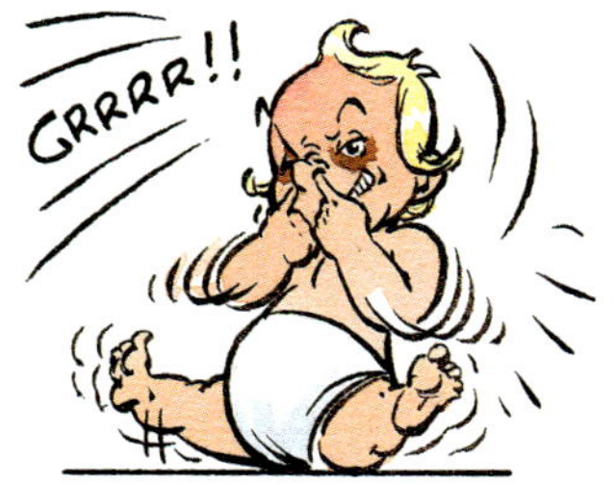

Cina

Unerträglich, mürrisch, dickköpfig, reizbar; will nicht angefaßt werden; schreit, wenn man es auf den Arm nimmt; knirscht nachts mit den Zähnen; starker Juckreiz am After; reibt sich die Nase oder steckt die Finger in die Nase; blaß und hat Ringe unter den Augen.

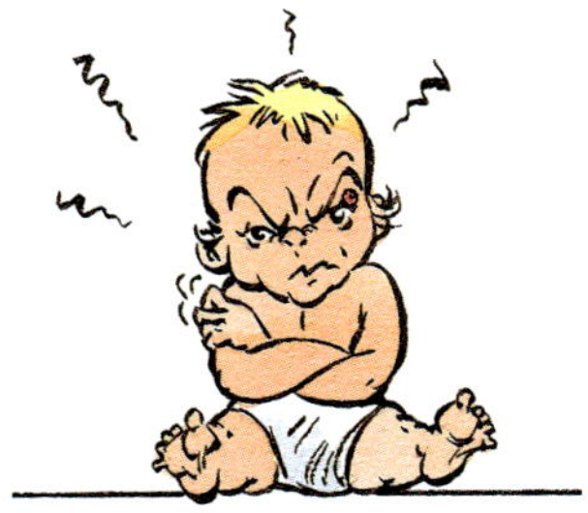

Staphisagria

Reizbar, leicht beleidigt; Wut und Entrüstung; mag weder Spott noch Ungerechtigkeiten; übelgelaunt beim Aufwachen; will etwas haben und wirft es voller Ungeduld gleich wieder weg; Gerstenkörner.

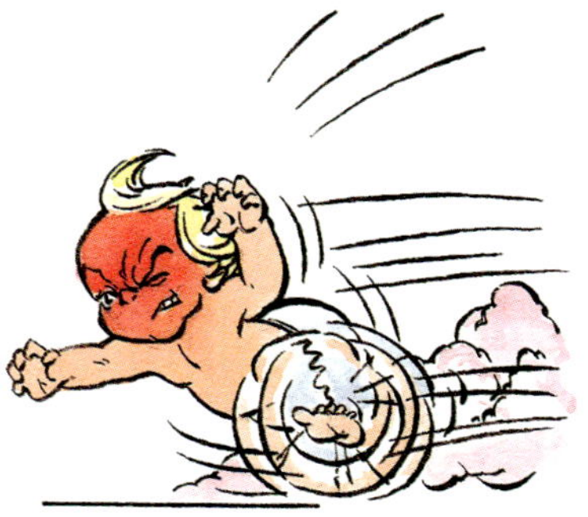

Aurum metallicum

Starker Wutausbruch aufgrund von Ärger; übersensibel auf Widersprüchlichkeiten; empfindlich und nachtragend; ängstlich; himmelhoch jauchzend – zu Tode betrübt; weint beim Schlafen, ohne aufzuwachen.

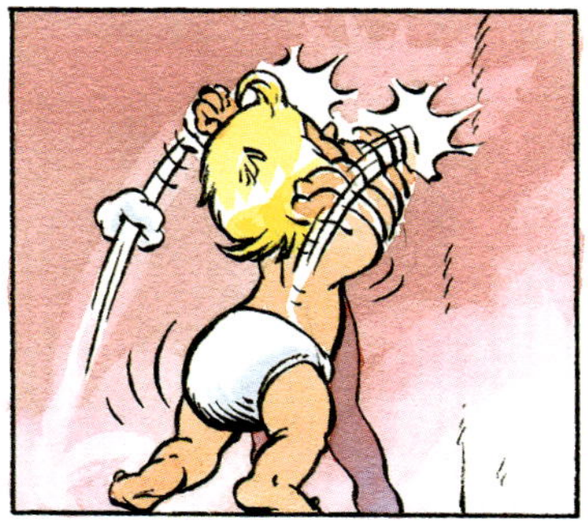

Colocynthis

Grundlos wütend; schnell verärgert; nimmt alles übel; gibt nur unfreiwillig Antworten; nach manchen Anfällen starke Schmerzen, wie bei einem Krampf.

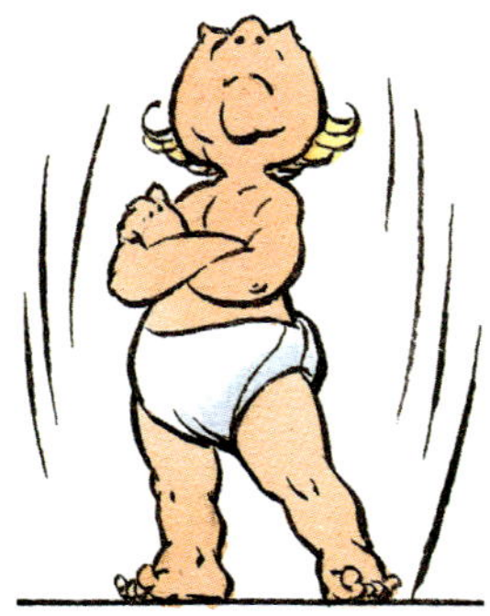

Hepar sulfuris

Bereits bei der kleinsten Kleinigkeit starker Anfall; mürrisch oder schmollend; übersensible Haut, schreit wie ein „Ferkel“, sobald man es berührt; Angst bei Nacht; neigt zu Hauteiterungen (Furunkel ...); saurer Schweiß.

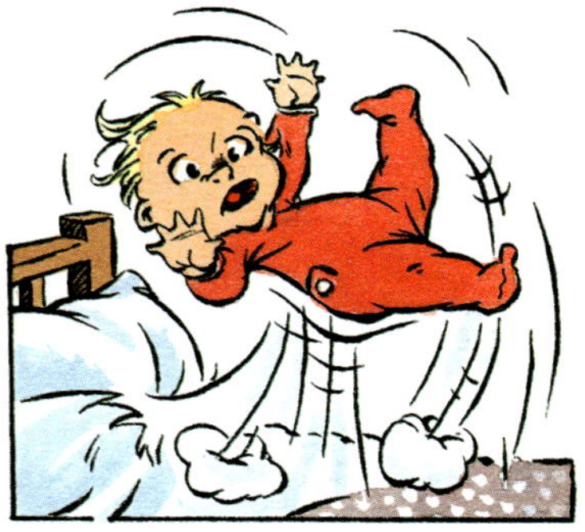

Hyoscyamus

Jähzornig, mißtrauisch, eifersüchtig, aggressiv, lebhaft, ungestüm, streitsüchtig; Angst vorm Alleinsein, Angst davor, gebissen zu werden, Angst vor glitzerndem Wasser; zuckt beim Schlafen zusammen; Alpträume; zeigt seine Genitalien; trockener Mund und trockene Lippen.

Tarantula

Jähzornig, ungestüm; zerbricht Gegenstände und zerreißt seine Kleidung, versucht, so weit wie möglich zu werfen, um sein Zielobjekt zerstören zu können; lebhaft, unruhig; ängstlich; Halluzinationen; lebhaft in der Nacht, fällt sogar aus dem Bett.

Tipps und Tricks

- beruhigende Pflanzen:
  Kamille, Mistel, Melisse, Linde, Baldrian, Orangenbaum
- Komplexmittel:
  SeH 57
- Spurenelemente:
  Lithium, Jod, Schwefel.

Das Kind hat Soor (Mundschwamm)

Der Mundschwamm ist eine Erkrankung der Mundschleimhaut. Er wird durch eine mikroskopisch kleine Pilzart verursacht: den candida albicans.

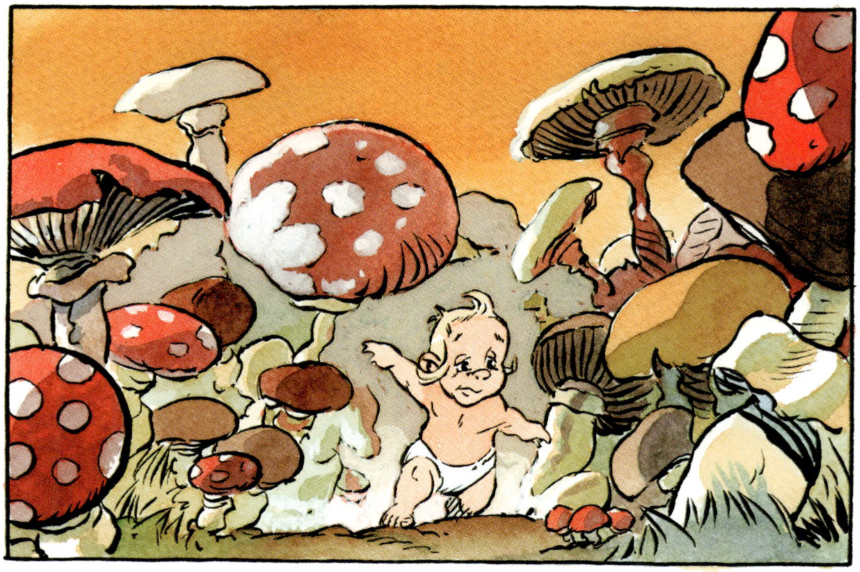

Diagnose

Die Zunge und manchmal auch die Innenseite der Wangen, sowie des Gaumens sind von einem cremigen, weißlichen Belag überzogen, der das Baby beim Saugen und Schlucken stören kann. Das Baby hat beim Trinken Schmerzen und leert seine Fläschchen nicht. Ohne Behandlung kann sich der Mundschwamm auf den ganzen Verdauungstrakt ausbreiten und anschließend Durchfall und Erbrechen verursachen. In diesem Fall ist der Analbereich entzündet. Eine Behandlung mit Antibiotika kann häufig zu Soor führen.

Was man tun und was man vermeiden sollte

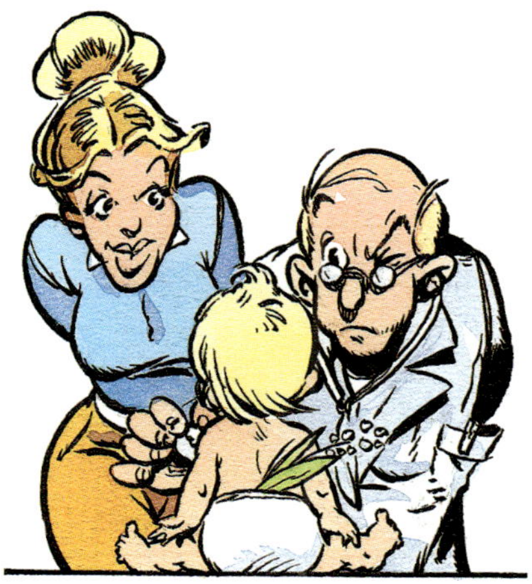

- Gehen Sie sofort zum Arzt, wenn die Schädigung der Mundschleimhaut nicht abheilt.
- Gehen Sie zum Arzt, wenn das Baby gleichzeitig erbricht und Durchfall hat.
- Solange Sie stillen, sollten Sie die Brustwarzen unbedingt sauber halten.
- Desinfizieren Sie Fläschchen und Flaschenaufsätze sehr sorgfältig.
- Sie könnten als Mutter ebenfalls von dem Pilz befallen sein (Darm- oder Genitalschleimhäute).

Tipps und Tricks

- Diese Pilze bilden sich nur auf saurem Boden, nicht auf alkalischem. Bepinseln Sie die beschädigten Stellen mit eine Mischung aus Rosenhydrat, Lavendel- und Zypressenöl oder einem Bikarbonatserum.
- Sie können die Stellen auch mit Sempervivum tecturum D1 bepinseln. Verdünnen Sie das Präparat mit ein wenig Wasser.
- Vitamine: Lösen Sie Vitamin C in Vichywasser auf und rühren Sie gut um, damit die Kohlensäure entweicht.
- Spurenelemente: Wismut, Schwefel.

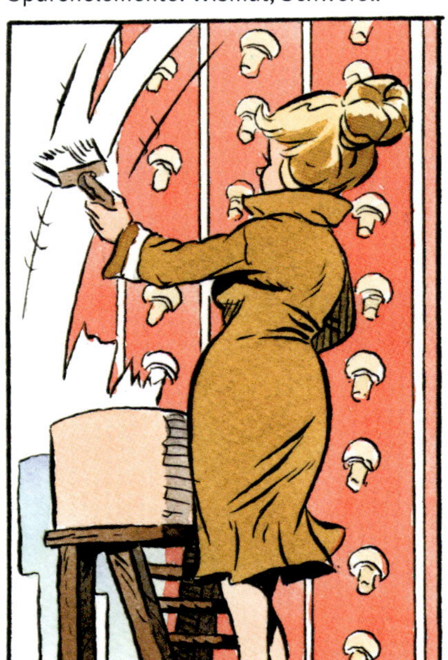

Behandlung

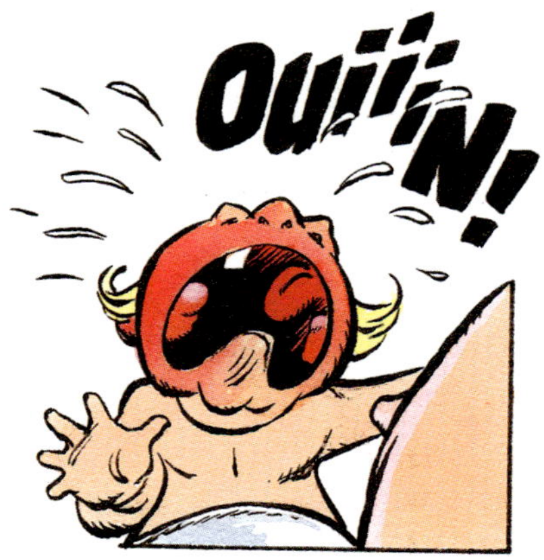

BORAX D4
Mittelgroße Flecken; Schmerzen beim Trinken, beginnt beim Trinken zu weinen, Durchfall.

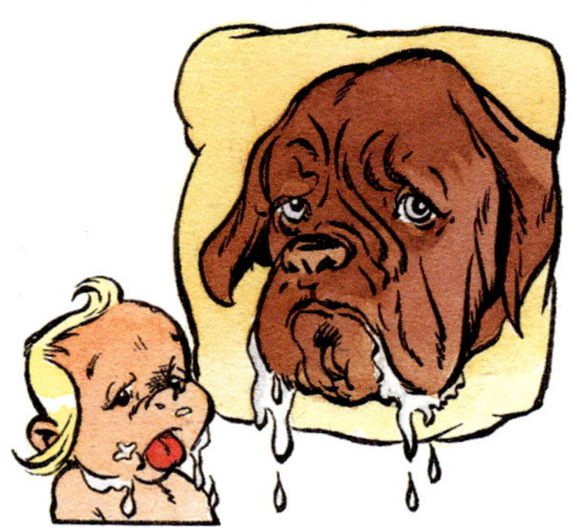

ACIDUM SULFURICUM (3 Mal 5 Globuli)
Weißlicher Belag auf Zunge und Mundschleimhäuten; starker Speichelfluß; manchmal Erbrechen, Durchfall, aphtöser Mund.

Das Kind hat Fieber

Man spricht erst ab einer Körpertemperatur von 38 ° von Fieber. Begnügen Sie sich nicht damit, einfach nur an der Stirn zu fühlen, sondern messen Sie die Temperatur mit einem Fieberthermometer (beispielsweise alle 4 Stunden).

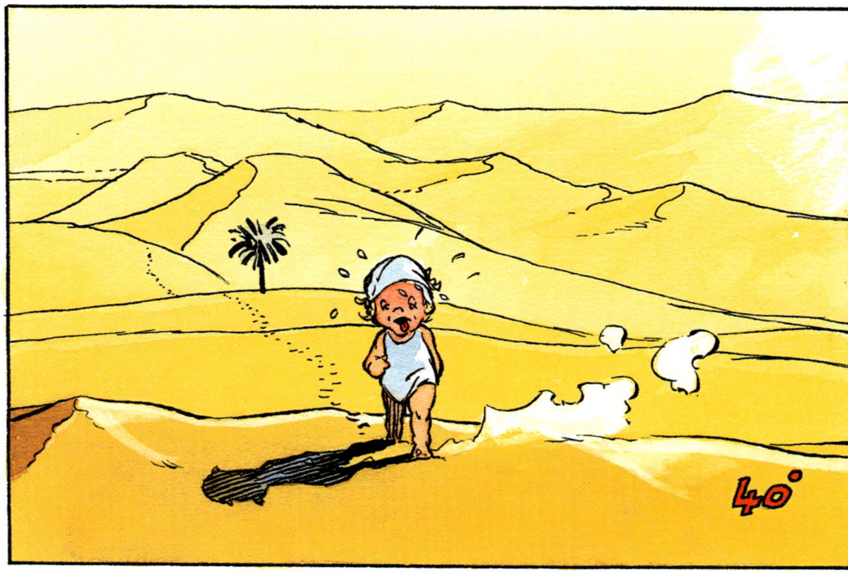

Diagnose

- Bei Eltern und Baby kann das gleiche Thermometer verwendet werden. Die Temperatur wird meistens im Mastdarm, in der Achselhöhle (zählen Sie zur Axillartemperatur 0,5 ° dazu) oder mit einem speziellen Thermometer im Ohr gemessen.

- Das Fieber ist eine Abwehrreaktion des Organismus, kann jedoch beim Baby unter 2 Jahren gefährlich werden, wenn die 40 °-C-Grenze überschritten wird: Es besteht Krampfgefahr. Rufen Sie sofort einen Arzt, wenn die Temperatur 40,5 ° C erreicht bzw. übersteigt.

- Sie sollten folgendes beachten:
  - Begleiterscheinungen des Fiebers: Frösteln, Schwitzen, Erbrechen ...
  - Fieberakzeptanz beim Baby: das Kind ist zwar mürrisch, ißt und spielt aber ganz normal: dies ist keine besorgniserregende Situation; das Kind ist niedergeschlagen, reagiert nicht und ist schläfrig: Rufen Sie den Arzt!
  - Suchen Sie nach einer möglichen Ursache:
  - Wurde das Kind zu warm zugedeckt? War ihm heiß?
  - War das Kind in Kontakt mit einem anderen Kind, das eine ansteckende Krankheit hatte?
  - Wurde das Kind vor kurzem geimpft?
  - Ist das Kind vor kurzem gestürzt oder bekam es einen Schock?
  - Muß das Kind auch erbrechen und/oder hat es Durchfall?
  - Hat das Kind zudem Schmerzen: Ohren, Zähne, Bauch, beim Urinieren ...?
  - Läuft dem Kind die Nase, oder hat es Husten? Rhinopharyngitis, Bronchitis?
  - Hat das Kind Ausschläge?

- Messen Sie die Temperatur, sobald Ihnen das Verhalten Ihres Kindes ungewöhnlich vorkommt.

- Sprechen Sie mit Ihrem Arzt, wenn sich beim Baby kurz andauernde Fieberschübe wiederholen: hierbei kann es sich um einen Zahnschub handeln, aber auch um eine Harnwegsentzündung.

Was man tun und was man vermeiden sollte

- Decken Sie das Kind ab (nackte Beine und nackter Oberkörper bei einer Zimmertemperatur von 20 °).

- Ein wenige Monate alter Säugling kann seine Körpertemperatur im Gegensatz zu einem ältern Kind bzw. zum Erwachsenen noch nicht alleine regeln; das Baby kann ohne weiteres Fieber bekommen, wenn es zu warm zugedeckt wird bzw. sich zu nahe an einer Hitzequelle befindet.

- Je kleiner das Kind ist, und je heißer es draußen ist, umso häufiger sollten Sie ihm etwas zu trinken geben.

- Bereiten Sie Badewasser vor, dessen Temperatur 1° unter der Körpertemperatur des Kindes liegt (wenn es also 39 ° Fieber hat, so sollte das Badewasser 38 ° haben), und lassen Sie es 10 Minuten darin baden.

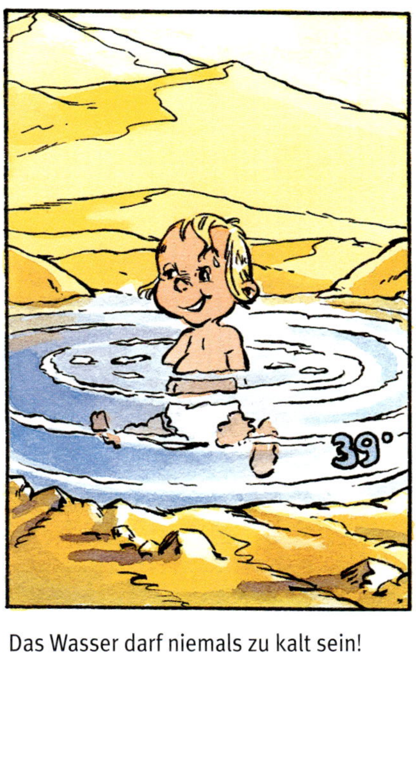

Das Wasser darf niemals zu kalt sein!

- Versuchen Sie ruhig, die Temperatur zu senken, denn Fieber kann besonders für ein Kind unter 2 Jahren gefährlich werden... Wenn die Temperatur 39 ° übersteigt bzw. wenn die beschriebenen Maßnahmen nicht ausreichen, geben Sie folgende homöopathische Arzneimittel oder ein Fieberzäpfchen.

- Sollte die Temperatur dennoch nicht sinken, rufen Sie den Arzt. Haben Sie aber ein wenig Geduld, denn die Wirkung setzt nicht sofort ein, und auch die Begleiterscheinungen verschwinden nicht gleich, z. B. Ausschläge.

- Wenn ein Säugling unter 3 Monaten mehr als 39 ° Körpertemperatur hat, müssen Sie unbedingt den Arzt rufen.

- Wenn Ihr Kind (in welchem Alter auch immer) fiebrig, niedergeschlagen und benommen ist, sollten Sie sofort den Arzt rufen.

Behandlung (in akuten Fällen alle 15 Minuten 5 Globuli)

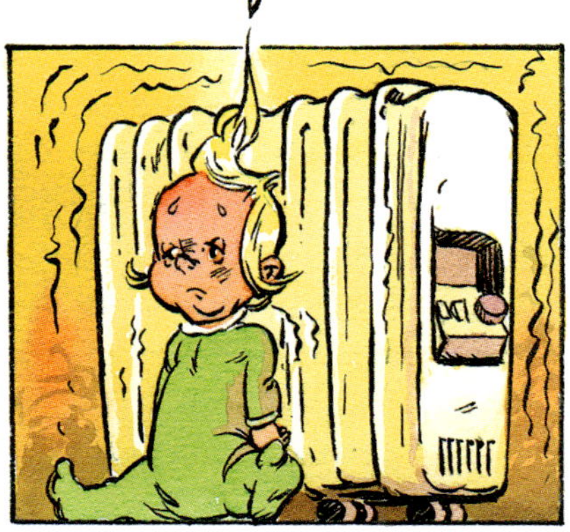

Aconitum D30
Hohes Fieber nach einem Kälte- oder Hitzeschock (z. B. zu nahe bei einer Heizung); Frösteln; ängstlich; lebhaft; trockene Haut, schwitzt nicht; rotes Gesicht, wenn es flach liegt; blaß, wenn es aufrecht sitzt; starker Durst.

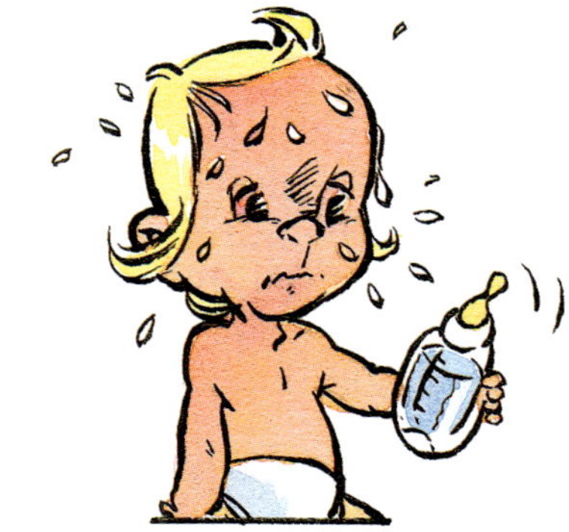

Belladonna D12
Voraussetzungen wie bei Aconit; hohes Fieber, starkes Schwitzen; Niedergeschlagenheit; Unbeweglichkeit; rotes bis hochrotes Gesicht; rote und glänzende Augen; trockener Mund; durstig, hat aber Schwierigkeiten beim Schlucken.

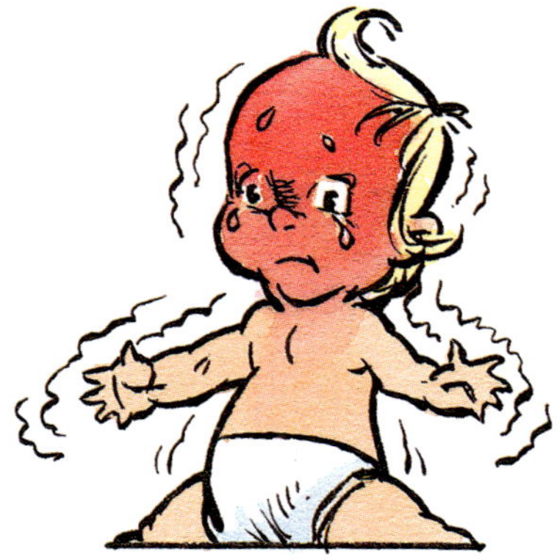

Gelsemium D4, D6
Progressiv ansteigendes Fieber; Frösteln und Zittern; Niedergeschlagenheit; Unbeweglichkeit; allgemeine Erschöpfung; rotes Gesicht; tränende Augen; starkes Schwitzen; kein Durst.

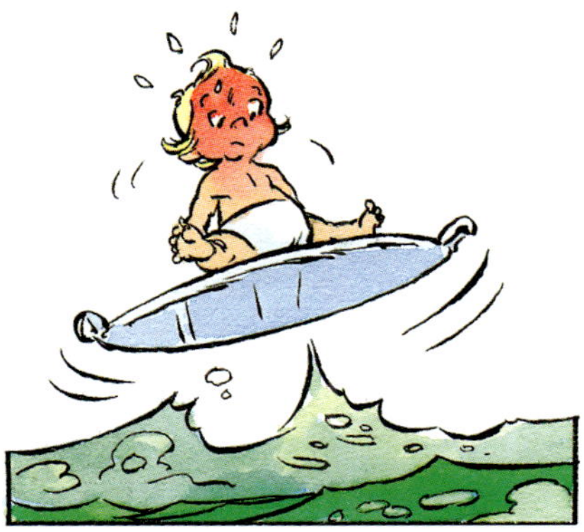

Bryonia D12, D30
Langsam ansteigendes Fieber; Bewegung wirkt verschlechternd; trockener Mund und trockene Lippen, Zunge entzunden mit dickem weißlichen Belag; großes Verlangen nach kalten Flüssigkeiten; Schwitzen.

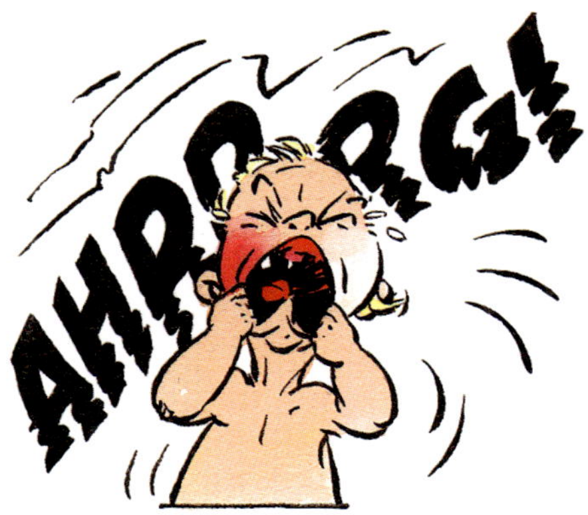

Chamomilla D12, D30
Fieber während eines Zahnschubes; eine Wange ist heiß und rot, die andere ist blaß und kalt; heißer und saurer Schweiß, besonders am Kopf; Verlangen nach kaltem Wasser; fröstelt und friert am ganzen Körper, aber Gesicht fühlt sich heiß an; lebhaft, unerträglich.

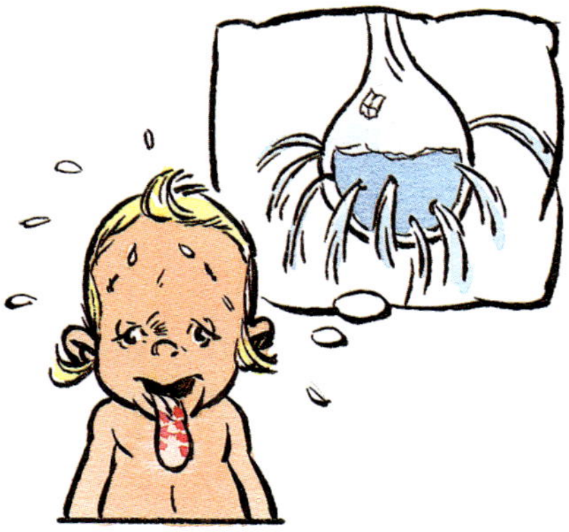

Mercurius solubilis D12
Plötzlicher Fieberanfall; frösteln; schwitzt viel, saurer Schweiß; großer Durst; dicke, belegte Zunge, Zahnabdrücke bleiben auf der Zunge; starker Speichelfluß; stinkender Atem.

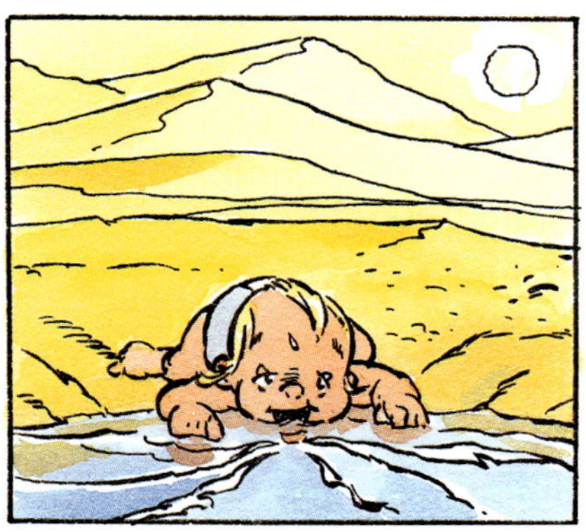

Arsenicum album D6
Hohes Fieber; lebhaft, dann völlig entkräftet; verschlimmert sich von 1 Uhr bis 3 Uhr nachts; leicht fröstelnd; schlechter Atem; großer Durst, trinkt kleine Schlückchen.

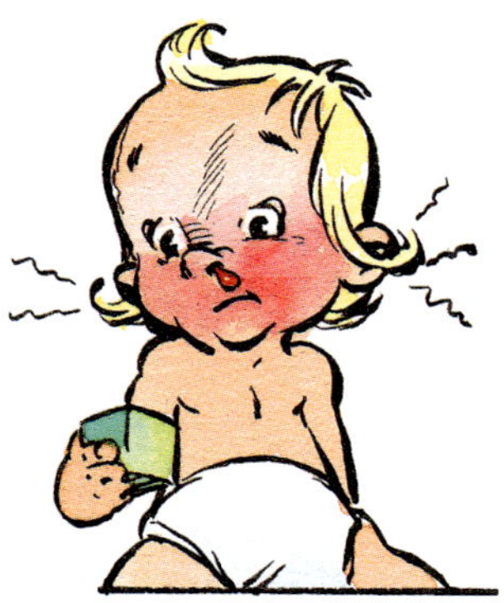

Ferrum Phosphoricum D12
Fieber unter 39 °, abwechselnd rot und dann wieder blaß im Gesicht; Durst; kann Nasenbluten haben; neigt zu Ohrenentzündungen.

Tipps und Tricks

- Wenn Sie gerade keine Möglichkeit haben, das Baby zu baden, wickeln Sie es in nasse Handtücher (1 ° unter der Körpertemperatur des Babys).
- Ätherische Öle für die Duftlampe: Zitronenöl, Lavendelöl
- Kombinationspräparat: Grippheel Tbl., Echinacea cosmoplex, SeH 43, SeH 10 (erhältlich in allen Apotheken über Hofmann & Sommer; Königsee)
- Spurenelemente:
  Kupfer, anfänglich 4 Mal täglich. Bei Besserung: Selen, Zink, jeweils 1 Mal täglich.

Das Kind hat Halsweh

Das Halsweh eines Babys entspricht einer Angina. Es handelt sich hierbei um eine Entzündung des Rachens, oder genauer um eine Mandelentzündung.

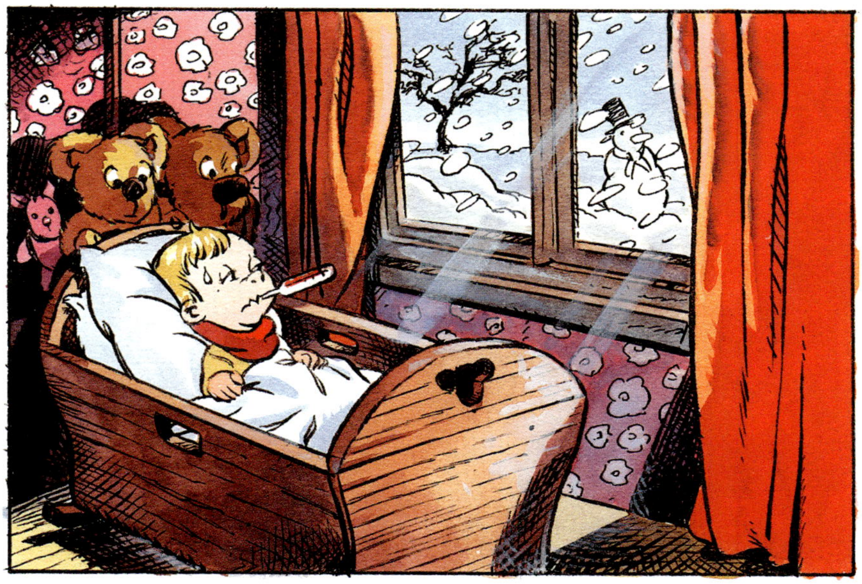

Diagnose

- Tritt häufig nach einem Kälteschock oder aufgrund einer Epidemie auf (Kinderkrippe, Kindergarten); das Kind ist mürrisch, hat glänzende Augen, ist müde und hat Fieber.
- Das Kind hat Halsweh (wird bei einem Kind unter 3 Jahren möglicherweise nicht gleich erkannt), verweigert das Essen und hat Schmerzen beim Schlucken.
- Bei der Untersuchung des Rachens sind folgende Krankheitsbilder möglich:
  - roter Rachenraum und geschwollene Mandeln
  - roter Rachen und weiße Punkte auf den Mandeln (Eiterpunkte)
- Am Hals oder im Nacken können die Lymphknoten anschwellen.
- Eine Angina kann durch Viren hervorgerufen werden, was bei Kindern unter 3 Jahren fast ausschließlich der Fall ist. Sie kann aber auch manchmal durch Bakterien hervorgerufen werden (hämolysierender Streptokokkus). Dieser Fall kann mit Antibiotika behandelt werden. Gehen Sie zum Arzt.

Was man tun und was man vermeiden sollte

- Verabreichen Sie nicht gleich entzündungshemmende Mittel oder Antibiotika. Versuchen Sie zuerst, das Fieber zu senken.

- Es spricht nichts dagegen, es vorerst einmal mit einem homöopathischen Präparat zu versuchen. Wenn innerhalb von 48 Stunden keine deutliche Besserung eintritt, so rufen Sie Ihren Homöopathen. In diesem Fall müssen wahrscheinlich Antibiotika verabreicht werden.

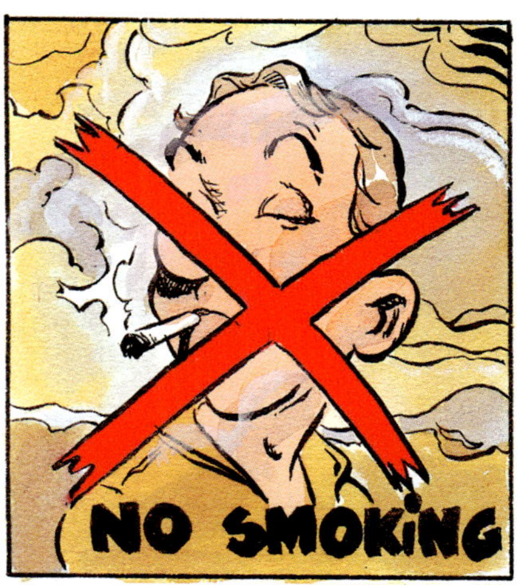

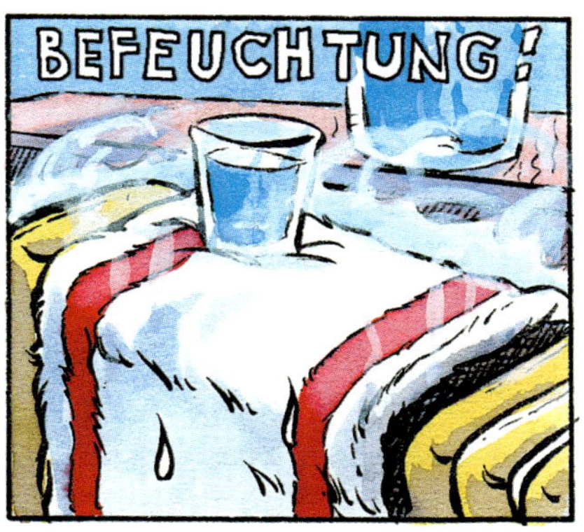

- Wenn das Baby neben den Halsschmerzen auch eine laufende Nase und Husten hat, dann handelt es sich um eine Rhinopharyngitis.

- Reinigen Sie die Luft des Zimmers, in dem das Baby schläft: kein Zigarettenrauch, keine Staubfänger, heizen Sie nicht zu viel und befeuchten Sie die Luft ...

- Wenn sich die Angina wiederholt: sprechen Sie darüber mit Ihrem Homöopathen, um die Ursachen beseitigen zu können; stellen sie fest, ob Ihr Baby Eisenmangel hat - dies ist meist bei „Flaschenbabys" der Fall; wenn es zu starken Rückfällen kommt, könnte dies auch eine psychische Ursache haben.

- Krankheiten, die sich wiederholen, können folgende Ursachen haben: Veränderungen bei der Betreuung, Reise der Eltern, Wohnortwechsel, Rhythmusänderungen ... Sprechen Sie darüber mit Ihrem Kind. Rückfälle könnten somit vermieden werden.

- Durch die Angina kann es zu einer krankhaften Vergrößerung der Rachenmandeln kommen. In diesem Fall könnte ein chirurgischer Eingriff nötig werden, besonders bei sich wiederholenden Ohrenentzündungen.

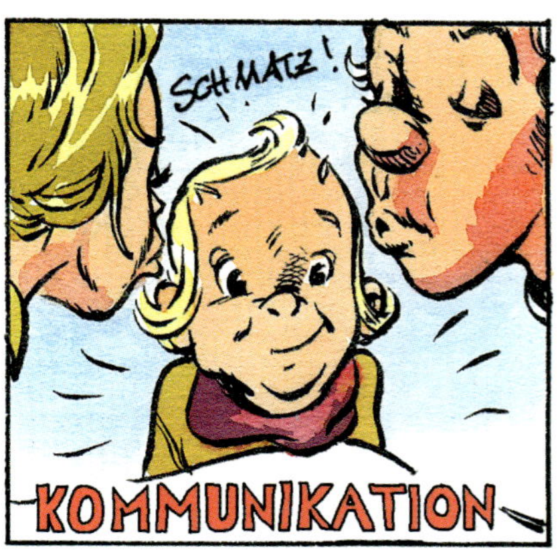

Behandlung

Wenn Sie die Anweisungen befolgen und rechtzeitig mit der Behandlung beginnen, werden in 70 % der Fälle gute Erfolge erzielt. Um das richtige Heilmittel zu finden, sollten Sie vorerst mit einem Kaffeelöffel und einer Taschenlampe den Rachenraum des Kindes untersuchen. Geben Sie 3 bis 6 Mal täglich 3 Globuli von einem der folgenden Arzneimittel. Bei Besserung vergrößern Sie die Abstände. (In akuten Fällen geben Sie bis zum Eintritt der Besserung jede 1/4 Stunde 5 Globuli (siehe S. 29).)

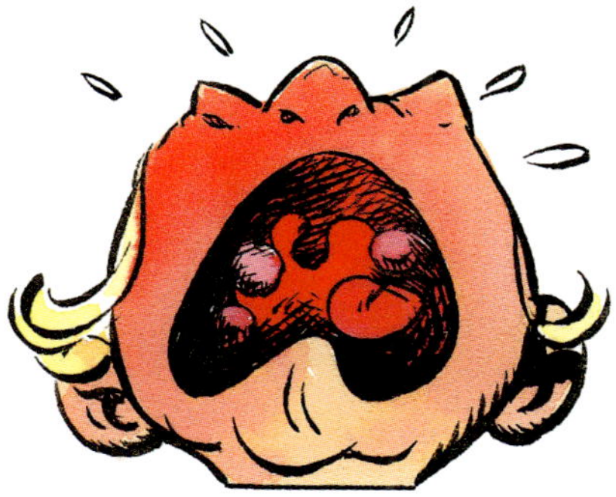

Belladonna D12

Trockener Rachen, scharlach- oder dunkelrot, große Mandeln; heftiger Schmerz beim Schlucken (besonders Flüssigkeiten), der auf die Ohren ausstrahlt; trotz Schmerzen großer Durst.

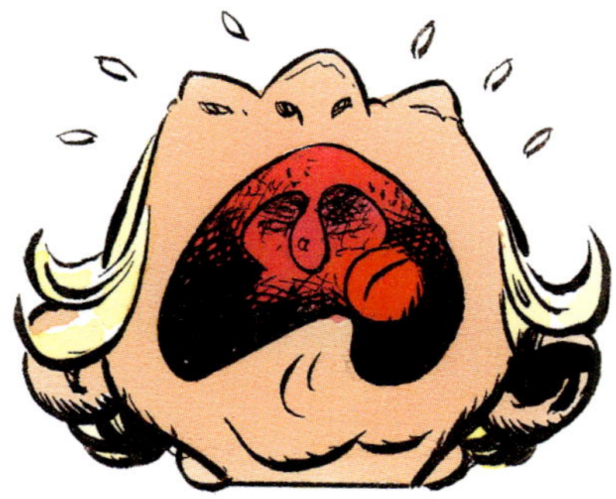

Apis D12

Dunkelrosafarbener Rachen, glänzend; brennender Schmerz, der sich beim Trinken heißer Getränke verschlimmert bzw. bei kalten Getränken verbessert; geschwollene Zäpfchen, rosafarben, hängen sackartig herunter; trotz Fieber weder Durst noch Schwitzen.

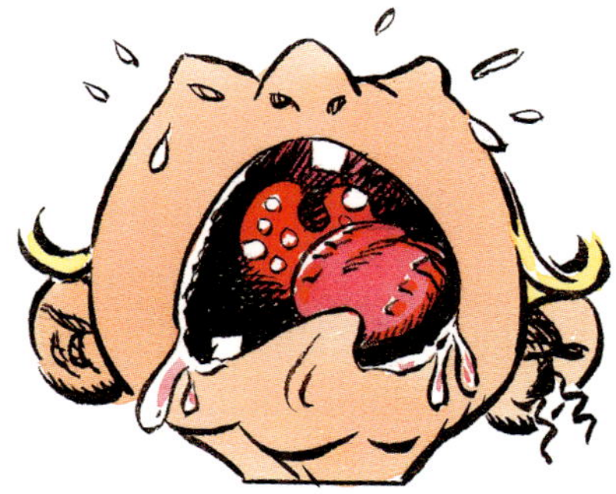

Mercurius solubilis D12

Roter Rachen mit kleinen weißen Punkten; dicke Zunge, der Abdruck der Zähne bleibt; weißlicher Belag; starker Speichelfluß; Knoten am Hals; Schmerzen beim Schlucken, die auf die Ohren ausstrahlen.

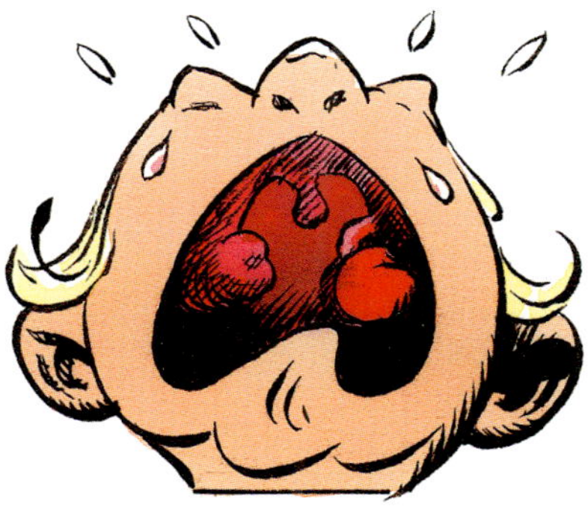

Phytolacca D4, D6

Dunkelroter Rachen, trocken, ständiges Schluckbedürfnis; große Schmerzen beim Schlucken, unmöglich bei warmen Flüssigkeiten; Schmerz, der vom Rachen in die Ohren ausstrahlt; große und schmerzhafte Knoten im Halsbereich, hohes Fieber, verbunden mit Niedergeschlagenheit.

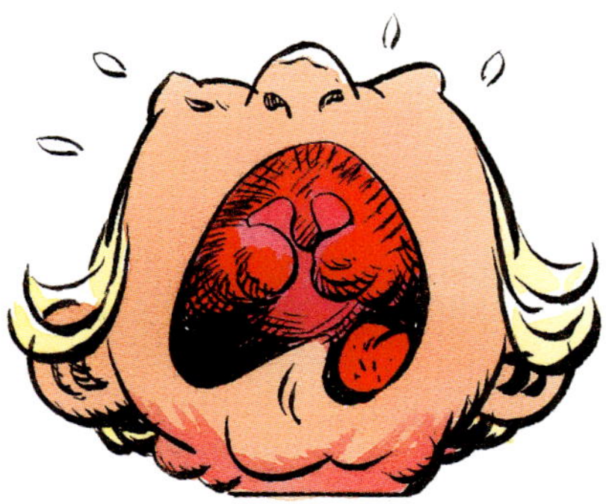

Barium carbonicum D12

Rückfall einer Angina; große Mandeln; brennender Schmerz beim Schlucken, Gefühl, im Hals einen Fremdkörper zu haben; Knoten rund um den Hals und unter dem Kinn.

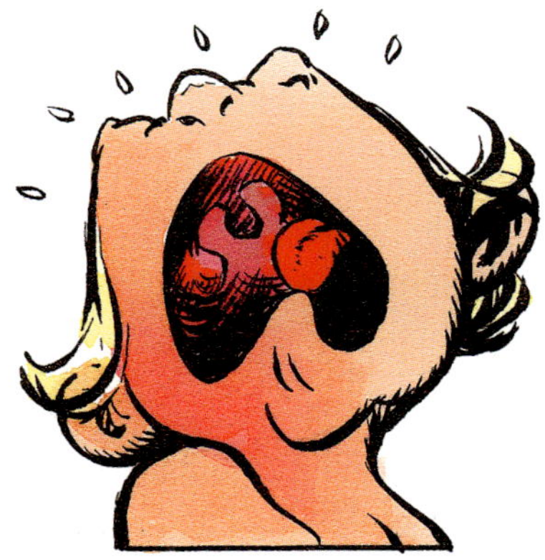

Lachesis D12

Angina im Anfangsstadium, linksseitig; verträgt keine warmen Getränke, Besserung durch Kälte.

Lycopodium D12

Angina im Anfangsstadium, rechtsseitig; verträgt keine kalten Getränke, Besserung durch Wärme.

Tipps und Tricks

- Anfangs können Sie eine Dosis Grippeel geben.
- Stellen Sie einen Ionisator oder einen Dampfbefeuchter für ätherische Öle auf.
- Pflanzen: Ribes nigrum D1 + Rosa canina D1 + Ajuga reptans TM (zusammenmischen auf 60 ml). Täglich 20 Tropfen in ein wenig Wasser.
- Ätherische Öle zum Desinfizieren des Rachens: Thymus vulg. Carvacroliferum (jeweils 25 mg) + Propolis (0, 15g pro Kapsel). Kann man in der Apotheke fertig besorgen.

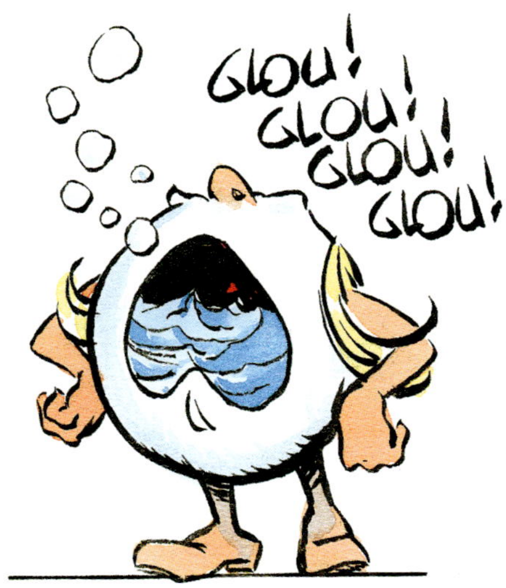

- Örtliche Behandlung durch Gurgeln: Phytolacca D4 + Calendula D2 TM (zusammengemischt auf 30ml), 20 Tropfen in ein Glas Wasser.
- Komplexmittel: Lymphomyosot, Tonsillopas, SeH 10, SeH 42, (3-5 x 5-10 Tropfen in lauwarmes Wasser oder Tee)
- Spurenelemente:
  am Höhepunkt der Erkrankung: Kupfer 4 bis 6 Mal täglich. Zur Rückfallvermeidung: Mangan-Kupfer, Kupfer-Gold-Silber.

Das Kind hat Rhinopharyngitis

Hierbei handelt es sich um eine Infektion der Nase und des Rachens.
Sie tritt häufig bei kleinen Kindern auf, insbesondere wenn diese in einer Gemeinschaft leben. Ihr Baby kann nur immun werden, wenn es mit verschiedenen Viren in Kontakt kommt.

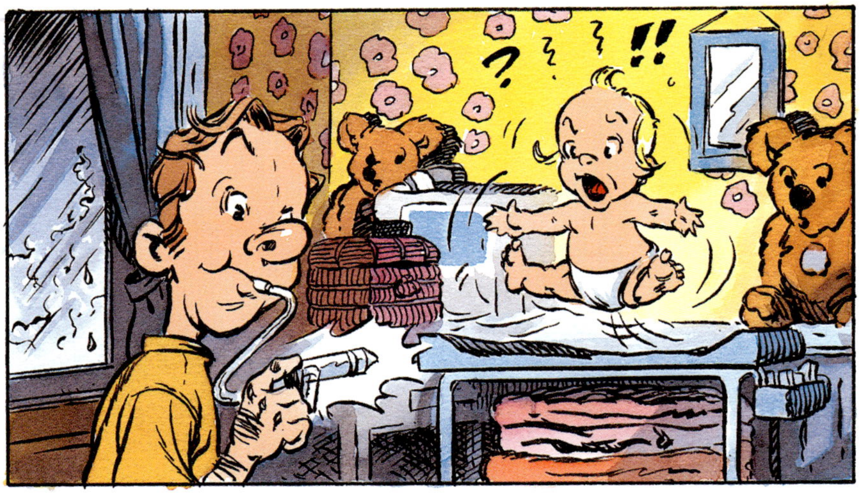

Diagnose

- Die Nase des Babys läuft, es hustet besonders in der Nacht, es hat zeitweilig Fieber.
- Das Nasensekret kann dickflüssig sein; verstopfte Nase. Das Nasensekret kann sehr flüssig und durchsichtig sein, aber auch schleimig oder eitrig, gelb-grünlich. Ist das Nasensekret durchsichtig oder schleimig, handelt es sich um eine Virusinfektion. Ist es aber gelb oder grün, handelt es sich meistens zusätzlich um eine Infektion durch Bakterien.
- Die Krankheit kann mit Niesen und tränenden Augen verbunden sein.
- Besonders für ein kleines Baby ist eine Verkühlung sehr unangenehm, da es Schwierigkeiten hat, durch den Mund zu atmen; außerdem trinkt es meist nur schlecht.
- Der Rachenraum ist rot (Siehe S. 52)
- Eine Rhinopharyngitis dauert normalerweise zwei Wochen.

Komplikationen

- Die meisten Formen der Rhinopharyngitis heilen problemlos. Es können jedoch gewisse Komplikationen auftreten:
  - Eine Ohrenentzündung ist nicht ganz ungefährlich: das Kind scheint Ohrenschmerzen zu haben, es ist mürrisch und hat ständig Fieber: eine Untersuchung ist unerläßlich.
  - Der Husten des Kindes wird immer stärker: das könnte eine Bronchitis sein. Gehen Sie zum Arzt!

Was man tun und was man vermeiden sollte

- Reinigen Sie die Nase so oft wie möglich mit einem physiologischen Serum (Kochsalzlösung). Verwenden Sie keine Salben oder Öl.
- Halten Sie das Zimmer feucht, denn dadurch werden die Schleimhäute befeuchtet, und der Husten kann somit gelindert werden: legen Sie nasse Handtücher auf die Heizung, oder verwenden Sie einen Luftbefeuchter.
- Rauchen Sie nicht im Kinderzimmer! (passives Rauchen!)
- Bekämpfen Sie das Fieber. (Siehe Seite 50)
- Geben Sie nicht gleich Antibiotika, auch wenn das Baby Fieber hat. Eine Rhinopharyngitis ist eine Viruserkrankung (Antibiotika bleiben bei einem Virus wirkungslos!) und muß anfänglich nicht mit Antibiotika bekämpft werden.
- Wenn innerhalb von 48 oder 72 Stunden trotz Behandlung keine Besserung eintritt, müssen Sie unbedingt den Arzt rufen.
- Bei einem Rückfall sollten Sie versuchen, die folgenden Punkte abzuklären:

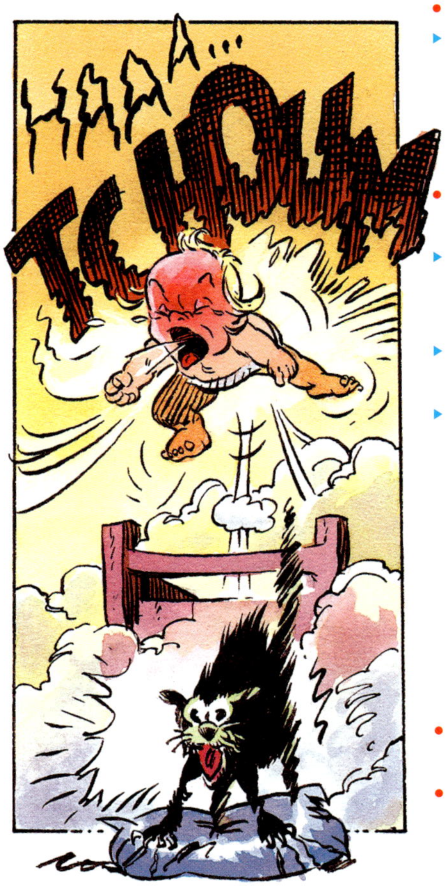

- auslösender Faktor:
  - Ortswechsel, innerfamiliäre Veränderungen ... Ein psychischer Faktor kann die Abwehrkräfte des Kindes beeinträchtigen. Dadurch reagiert es auf sämtliche „vorbeifliegende" Mikroben mit Krankheit.
- Veränderungen in der nächsten Umgebung:
  - das Zimmer ist zu stark beheizt: Überschreiten Sie nicht die 20° C-Grenze und schalten Sie keine Bodenheizung ein.
  - Eltern, die rauchen: Rauchen Sie niemals im Zimmer des Babys.
  - Allergien und deren Auslöser: Beseitigen Sie sämtliche Faktoren, die die Allergie noch verstärken könnten: Kopfpolster oder Daunendecke, Wolldecken, Plüschtiere, Tapeten und Vorhänge, die Staub anziehen, Haustiere (Katzen, Hunde, Vögel, ...), und gehen Sie zum Arzt, um herauszufinden, wogegen das Kind allergisch ist. Die Allergie muß entsprechend behandelt werden.
- Eisenmangel: Sprechen Sie darüber mit Ihrem Arzt.
- Suchen Sie Ihren Homöopathen auf, wenn es zu einem Rückfall kommt.

Behandlung 3 Mal 5 Globuli pro Tag

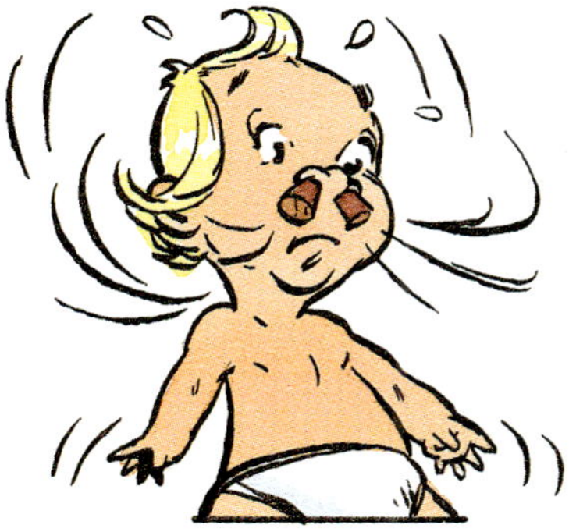

Aconitum D30
Die Nase ist zunächst verstopft und trocken, dann brennendes wässriges Nasensekret; Niesen, brennender Rachen; starker Durst.

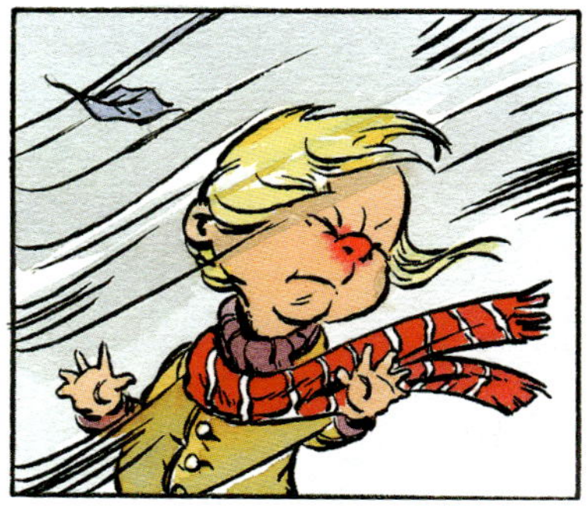

Allium cepa (Zwiebel) D4
Durch starken Wind; durchsichtiges Nasensekret, wundmachend, rote Nase; tränende Augen, aber keine Reizung; Niesen; Abendzeit und Wärme wirken verschlechternd; frische Luft wirkt bessernd; Kopfschmerzen; Husten.

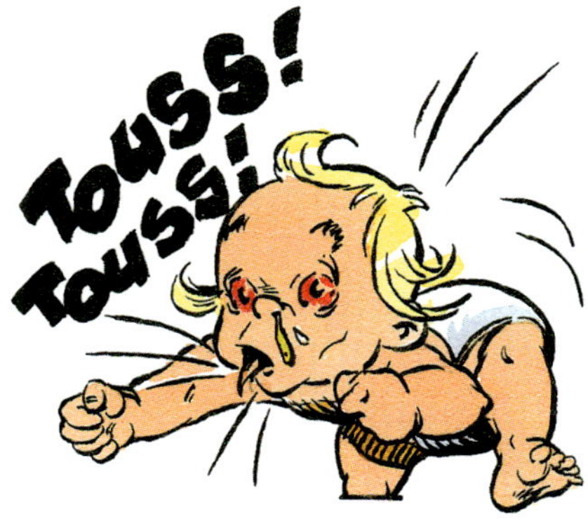

Euphrasia D4
Viel durchsichtiges Nasensekret, nicht wundmachend; aggressives Tränen der Augen, rote brennende Augen; Morgen und Abendzeit sowie Wind und Wärme wirken verschlechternd; Husten mit Schleimbildung.

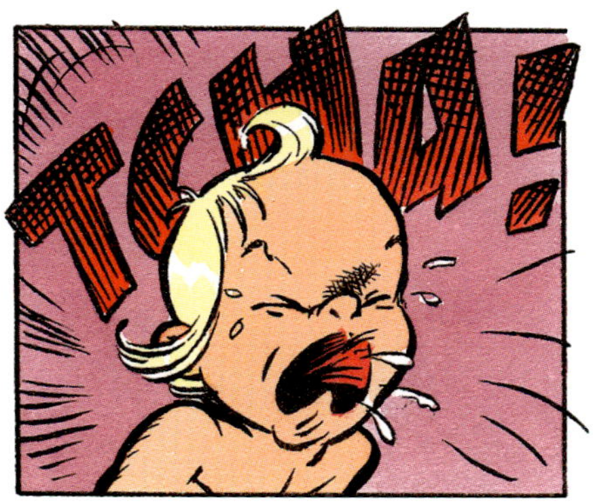

Naphtalin D12
Entzündete Nasenschleimhäute und häufiges Niesen; aggressives Tränen der Augen und der Nase; keuchhustenartiger Husten; Asthma.

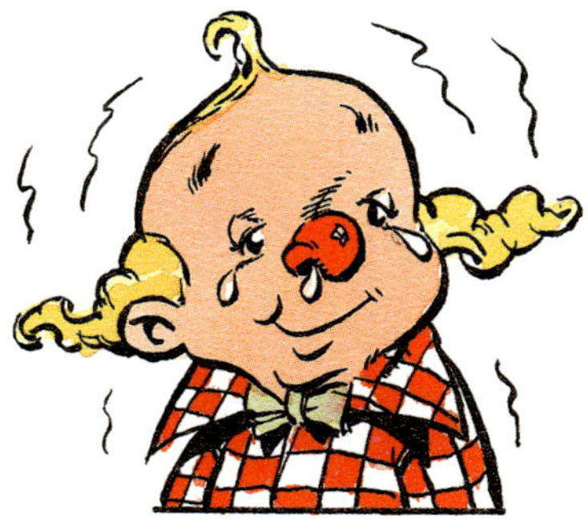

Kalium jodatum D4
Entzündete Nasenschleimhäute, reichlich wässerndes Nasensekret; Niesen; Tränen der Augen; rote, geschwollene Nase; Verlust des Geruchssinnes; starker Husten von 2 bis 5 Uhr morgens; Atemlosigkeit.

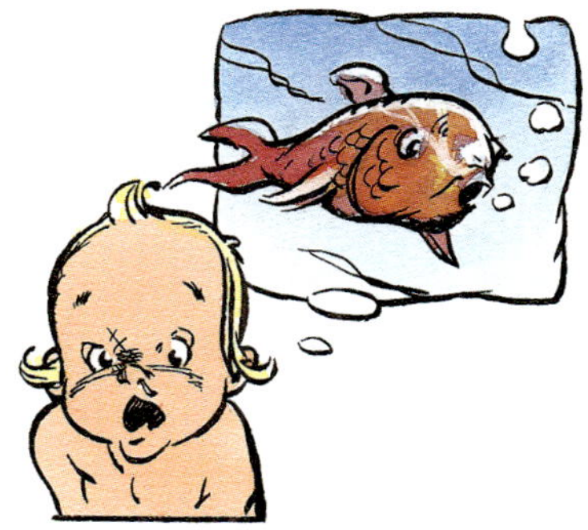

Sambucus D4
Trockene, verstopfte Nase; beim Trinken und Schlafen störend; ständig geöffneter Mund; plötzliches Erwachen gegen Mitternacht, Atemnot, Schwierigkeiten beim Ausatmen, Husten; Schwitzen beim Aufwachen.

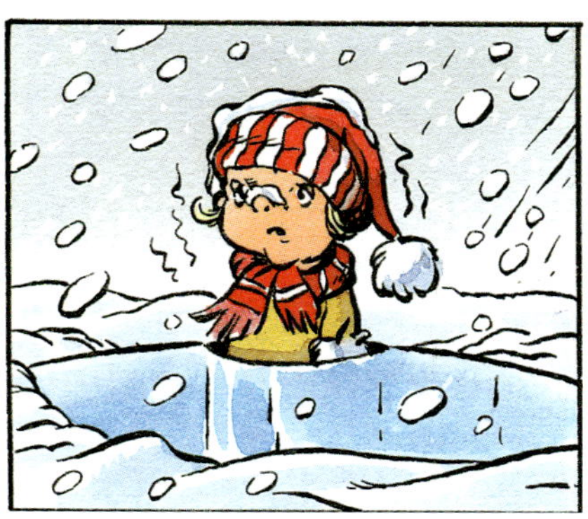

Nux vomica D4
Entzündete Nasenschleimhäute; wässriges Nasensekret untertags, verstopfte Nase bei Nacht; trockener Husten bei Nacht; Niesen beim Aufstehen; frische Luft wirkt bessernd; starker Juckreiz in der Nase.

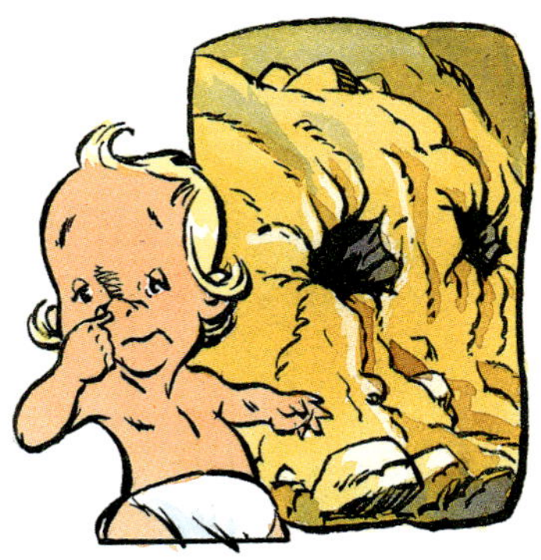

Sticta pulmonaria D4
Ständiges Niesen; verstopfte Nase; extrem trockene Nase, sowie harte und trockene Krusten; kein Nasensekret; will sich ständig die Nase putzen, aber ohne Ergebnis; die Nasenwurzel schmerzt.

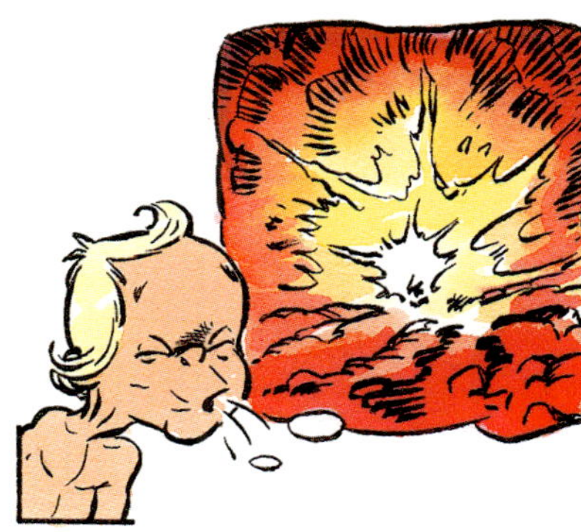

Sulfur jodatum D4
Rückfälle von Rhinopharyngitis und Angina; stark entzündete Nasenschleimhäute, wundmachend; chronische Vergrößerung der Mandeln; dickflüssiger und schwer löslicher Schleim, der Husten verursacht; morgens D12 + abends Pulsatilla D12, um die Infektion zu beenden.

Das Kind hat Rhinopharyngitis (Fortsetzung)

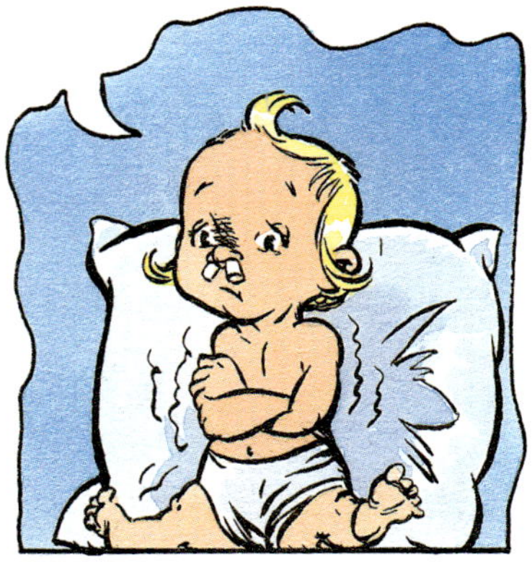

PULSATILLA D4
Entzündete Nasenschleimhäute, Frösteln, trockene und verstopfte Nase bei Nacht, nicht aggressives gelbes Nasensekret unter Tags; trockener Mund, kein Durst; trockener Husten bei Nacht, bei Tag verschleimt; Wärme wirkt verschlimmernd, frische Luft wirkt bessernd.

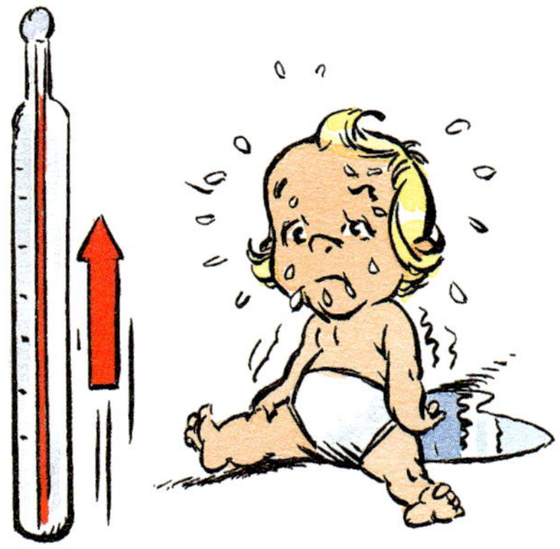

MERCURIUS SOLUBILIS D12
Fieber gemeinsam mit Frösteln und starkem Schwitzen; weiße, dicke Zunge und starker Speichelfluß; gelbliches, dickflüssiges Nasensekret, das die Nasenschleimhäute und Oberlippe wund macht.

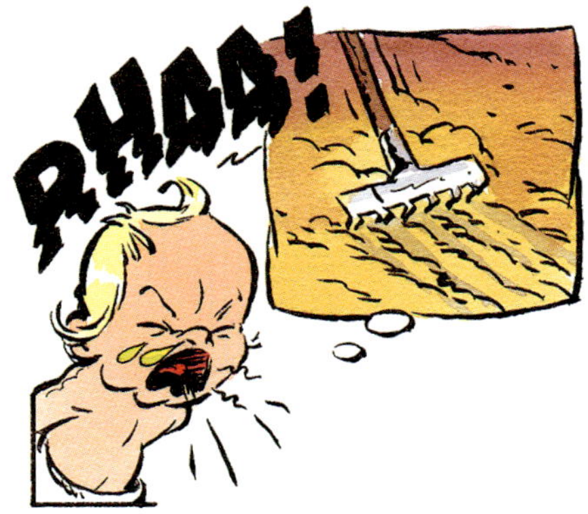

KALIUM BICHROMICUM D4
Viel dickflüssiges, klebriges, gelb-grünes Nasensekret; verstopfte Nase; das Nasensekret bildet feste Pfropfen, deren Abniesen die Schleimhäute entzündet; Schleim im Hals, der morgens zum Räuspern zwingt; Husten.

Tipps und Tricks

- Lagern Sie nachts den Kopf des Babys hoch, indem Sie einen Kopfpolster unter die Matratze legen. Damit erleichtern Sie ihm die Atmung.

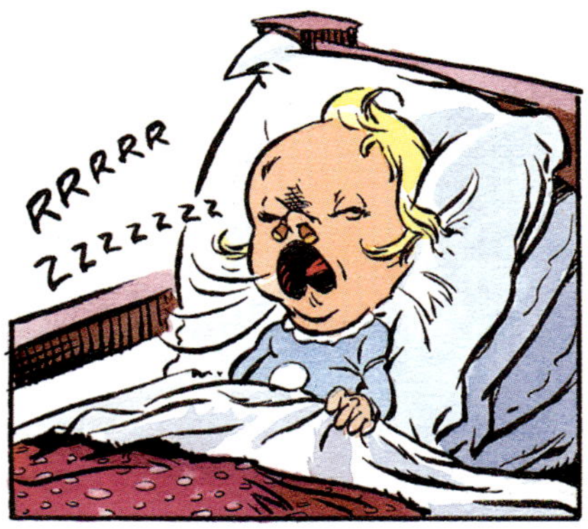

- Sollte es nötig sein, saugen Sie die Nasensekrete mit einem entsprechenden Gerät ab.
- Denken Sie daran, daß die Muttermilch Antikörper und Abwehrzellen zuführt, die es dem Baby in den ersten Monaten erleichtern, gegen die Infektion anzukämpfen.
- Bei manchen Babys bewirken Kuhmilch (im Falle einer Unverträglichkeit) und/oder eine zu „saure“ Ernährung einen Rückfall.
- Wenn möglich, behalten Sie das Kind zu Hause oder in einem kleinen Hort.
- Die Inhalation von 43° Grad heißem Dampf hilft, gegen den Virus anzukämpfen (Gerät in der Apotheke erhältlich).

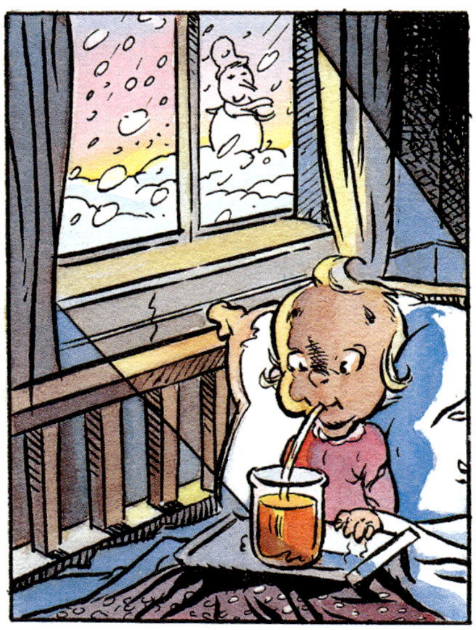

- Morgens Vitamin C oder ein Glas Orangensaft ist im Winter ein gutes Mittel zur Vorbeugung.
- Gehen Sie zwecks einer intensiven Behandlung zum Homöopathen.
- Die antiseptische Wirkung ätherischer Öle ist allgemein bekannt. Verwenden Sie diese mit Hilfe eines Luftbefeuchters oder eines Inhalators. Folgende Öle haben antiseptische Wirkung: Eucalyptus citriodora und Eucalyptus radiata.
- Pflanzenauszüge sind Präparate, die den ätherischen Ölen ähneln (in der Apotheke erhältlich).
- Pflanzen: Ajuga reptans (Kriechgünsel) und Echinacea (Sonnenhut) als Urtinktur (20 Tropfen pro Tag) sind gute Mittel zur Vorbeugung in der kritischen Jahreszeit.
- Zur Anregung des Immunsystems: Lymphomysot, SeH 42 3 x 5-10 Tr. zur Vorbeugung; Thymuline D12 3 Globuli pro Tag in der kritischen Jahreszeit.
- Reinigen Sie die Nase mit Wattestäbchen und Salbeitee.
- Homöopathische Komplexmittel: Echinacea cosmoplex
- Spurenelemente:
  Im Anfangsstadium: Kupfer 4 bis 6 Mal täglich; zur Vorbeugung (3 bis 6 Monate lang): Kupfer-Gold-Silber, Mangan-Kupfer, Schwefel, Selen.

Das Kind hustet

Husten entsteht durch die Reizung der Atemwege: Rachenraum, Kehlkopf, Luftröhre, Bronchien ... und kann als Begleiterscheinung vieler Krankheiten auftreten. Er hilft auf natürliche Weise, die Atemwege zu befreien. Bei manchen Krankheiten ist es wichtig, keine hustenhemmenden Medikamente einzunehmen.

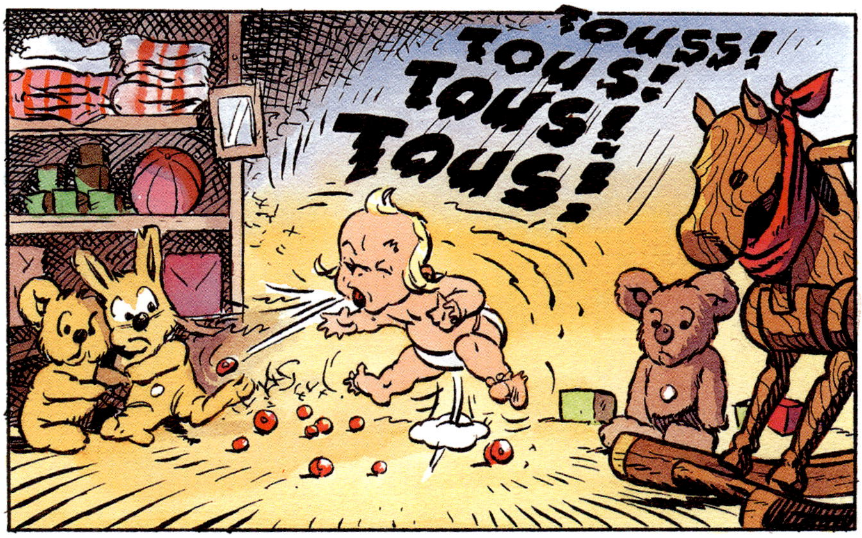

Diagnose

Beachten Sie folgendes:

- **Die Tageszeiten:**
  Tag, Nacht, Tag und Nacht.

- **Die Häufigkeit:**
  manchmal bei Tag oder bei Nacht, ständig

- **Die Eigenschaften:**
  trocken und reizend, schleimig, bellend-heiser (akute Kehlkopfentzündung), pfeifend (Bronchiolitis), anfallsartig, quälender Reiz (Keuchhusten), flach liegend oder bei Positionsänderungen.

- **Erscheinungsumstände:**
  Hitze, Kälte, Feuchtigkeit; Kontakt mit Allergieauslöser (z. B. Katze); starker Husten, verursacht durch Krümel oder grobkörnige Speisen (z. B. Erdnüsse); Aufenthaltsorte (Kinderkrippe, Kindergarten, ...), Epidemien (Grippe, Rhinopharyngitis, Bronchiolitis, ...).

- **Begleiterscheinungen:**
  Fieber, Frösteln, Schwitzen, Niesen, Tränen der Augen, laufende Nase, Beschwerden beim Atmen, Erbrechen, Appetitlosigkeit, Schwierigkeiten beim Trinken des Fläschchens, Gesichtsfarbe (rosig, blaß, blau oder gräulich).

Die Gründe

Verlegte Atemwege verursachen einen Hustenreiz.

- Alle viralen und bakteriellen Infektionen der Nase, des Rachenraumes, der Mandeln und eine Rhinopharyngitis. Stirnhöhlenvereiterungen bzw. -entzündungen kommen ausschließlich bei größeren Kindern vor.

- Infektionen der Lunge, virale oder bakterielle Infektionen, mit oder ohne Luftröhrenentzündung, Bronchitis, Lungenherde.

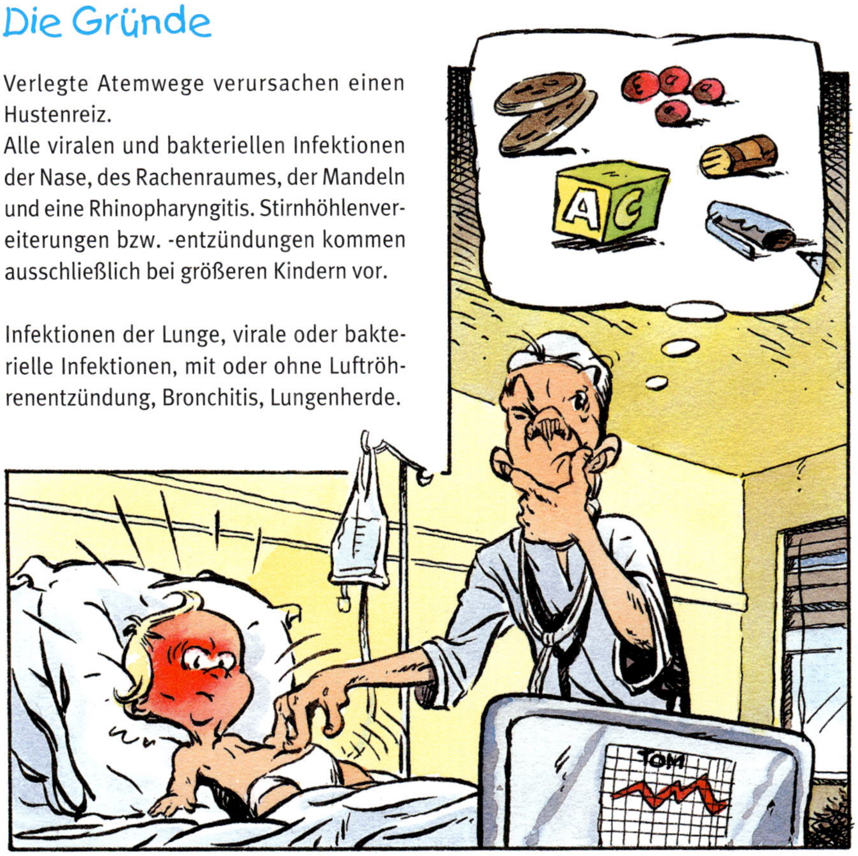

- Rebellischer, trockener und anfallsartiger Husten weist auf eine Allergie der Atemwege hin. Allergien sind vererblich (Familie, Ahnen).

- Fremdkörper in der Luftröhre oder in den Bronchien führen zu Husten und Fieber.

- Einige Tage oder Wochen zuvor bemerkten Sie bei Ihrem Kind ein Würgen, und es hatte einen starken Hustenanfall. Danach war wieder alles in Ordnung. Einige Tage oder Wochen später kam der Husten wieder, aber ohne jegliches Anzeichen einer Grippe, einer laufenden Nase oder Ähnlichem. Der verschluckte Fremdkörper: Haselnüsse, Mandeln, Obstkern, Knopf ... kann nur durch einen chirurgischen Eingriff entfernt werden.

- Andere Krankheiten, die sich im Bereich der Lunge manifestieren, können Husten verursachen, der wiederum chronisch werden kann: Gehen Sie zum Arzt.

Das Kind hustet (Fortsetzung)

Was man tun und was man vermeiden sollte

- Trockener Husten, der sich ohne weitere Anzeichen ständig wiederholt und/oder von Fieber begleitet wird, weist bei einem Kind, das älter als 6 Monate ist, gesund aussieht, Appetit und eine rosige Gesichtsfarbe hat, auf eine einfache Virusinfektion hin. In diesem Fall reicht es aus, nur das Fieber zu behandeln (siehe S. 50). Sie können das Ende des Hustens abwarten und diesen durch eine Behandlung lindern.
- Plötzlicher auftretender Husten mit Schleim; tritt verstärkt auf, wenn man ausgestreckt liegt bzw. seine Position verändert; laufende Nase; mit oder ohne Fieber; manchmal Erbrechen beim Husten: es handelt sich um eine Rhinopharyngitits (siehe S. 54).

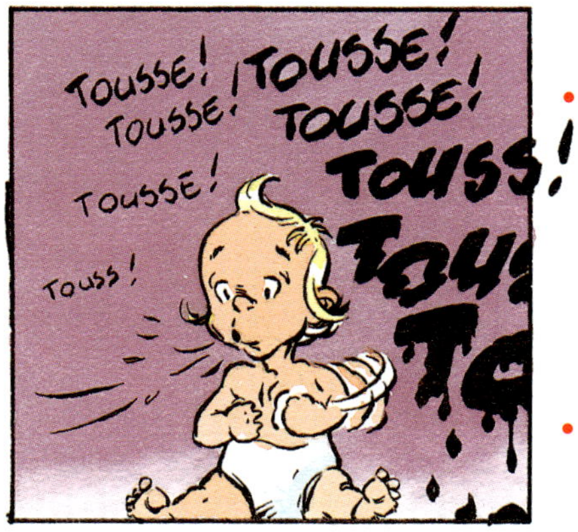

- Tritt vor dem 6. Lebensmonat unerwartet starker Husten auf, bei dem die Möglichkeit besteht, daß das Kind einen Fremdkörper verschluckt hat; stellen Sie gleichzeitig Atemschwierigkeiten bzw. Schwierigkeiten beim Trinken des Fläschchens fest; ist der Husten pfeifend bellend-heiser oder lang gezogen: Gehen Sie zum Arzt!!
- Hustet das Baby ohne ersichtlichen Grund, könnte es sein, daß sich in den Bronchien ein Fremdkörper befindet.

Behandlung

Es gibt viele homöopathische Präparate, die bei Husten angewendet werden können. Wir führen hier die gebräuchlichsten an. Verabreichen Sie 3 Mal täglich jeweils 3 Globuli und verringern Sie bei Besserung die Tagesrationen. (In akuten Fällen 5 Globuli jede 1/4 Stunde (siehe S. 29).)

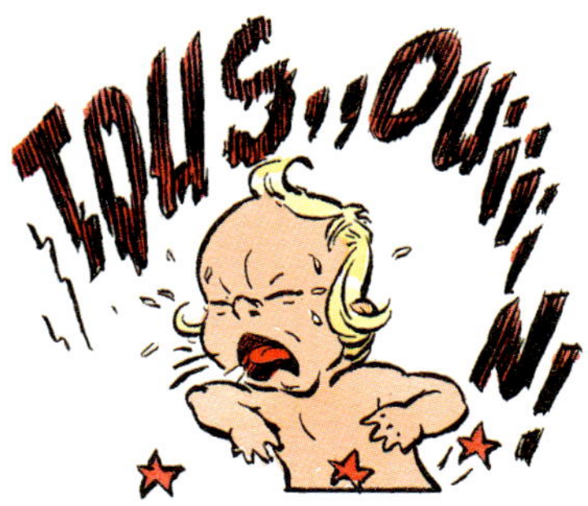

BRYONIA D4
Kurz abgesetzter Husten, trocken, der durch die kleinste Bewegung ausgelöst wird, tritt auf, wenn von draußen in ein warmes Zimmer gegangen wird; schmerzhaft; weint und hält sich die Seiten.

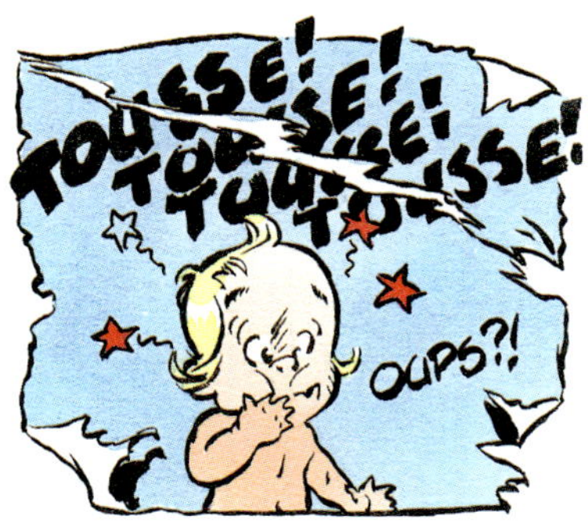

DROSERA D4
Trockener Husten, einschneidend, bellend, heftig, anfallsartig (Keuchhusten); Übelkeit und manchmal Erbrechen; nach Mitternacht und bei Hitze verstärkt auftretend; Husten, sobald man liegt.

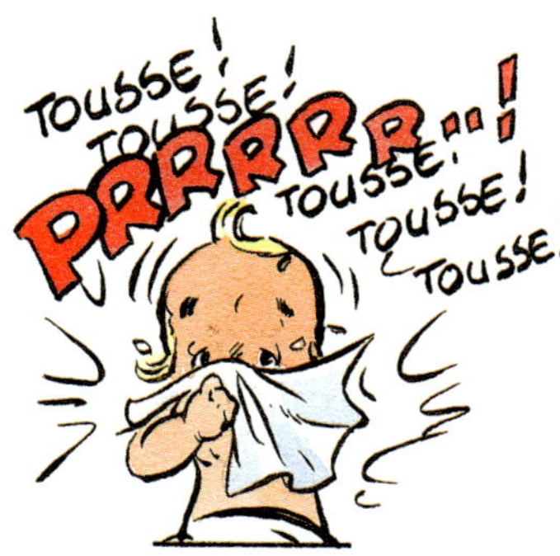

STICTA PULMONARIA D4
Nach einem Schnupfen, ständiger trokkener Husten, eher beim Einschlafen; ergebnisloses Bedürfnis, sich die Nase zu putzen; Kopfschmerz im Stirnbereich; besonders in allergiefördernder Umgebung.

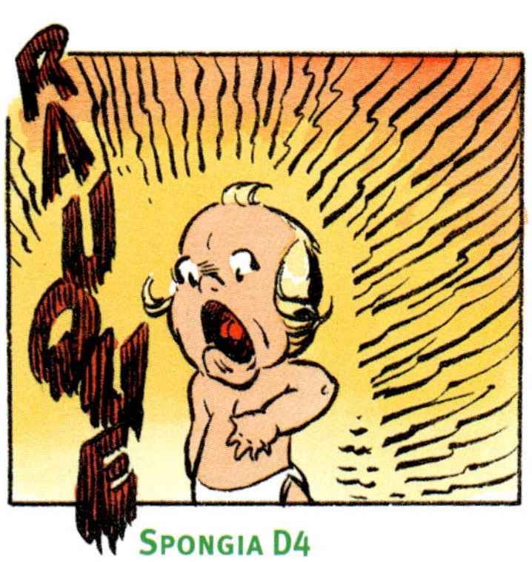

SPONGIA D4
Trockener lauter Husten; Pfeifen beim Einatmen (wie eine Säge); Atemnot; kalter Wind, Sprechen, flaches Liegen und kalte Getränke wirken verschlechternd; warme Getränke wirken bessernd; Heiserkeit, rauhe Stimme; trockener Rachen.

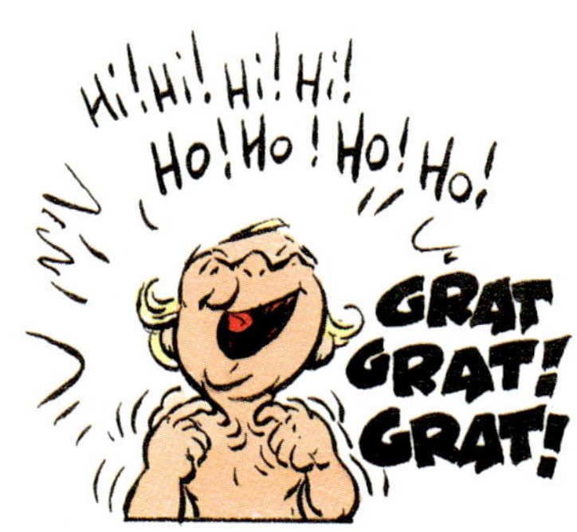

RUMEX D4
Trockener Husten, ununterbrochen, anstrengend; ständiges Kitzeln im Hals; das Inhalieren frischer Luft (steckt den Kopf unter die Decke, bindet Schal vor den Mund), die Abendzeit und flaches Liegen wirken verschlechternd; Wärme wirkt bessernd; Schnupfen.

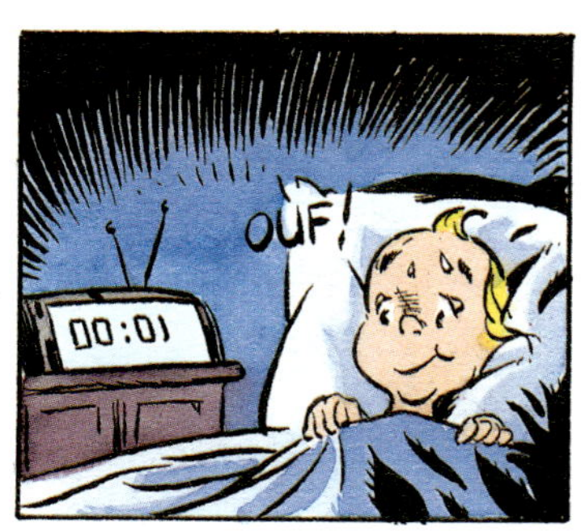

COCCUS CACTI D4
Anfallsartiger, keuchhustenähnlicher Husten; tritt vor Mitternacht (das Kind wacht auf) und am Morgen beim Aufwachen verstärkt auf; weißlicher, zähflüssiger Schleim; Wärme wirkt verschlechternd; frische Luft und ein Schluck kaltes Wasser wirken bessernd.

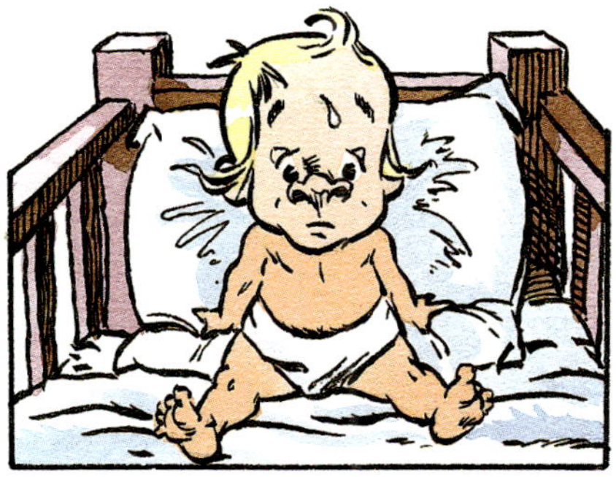

ANTIMONIUM TARTARICUM D12
Schleimiger Husten, beklemmend, erschöpfend, vorausgehendes Weinen, gefolgt von Schläfrigkeit; lautes Atmen; atemlos beim Liegen, besser beim Sitzen; erweiterte Nasenlöcher; blaß, niedergeschlagen; Schwitzen; blaurotes Gesicht wie beim Neugeborenen, weiße Zunge.

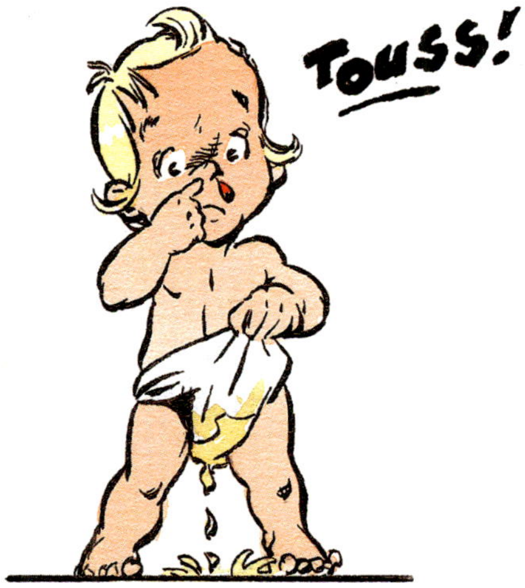

FERRUM PHOSPHORICUM D12
Zunächst trockener Husten, sehr schmerzhaft, manchmal verbunden mit Urinverlust; dann wenig gelber, blutdurchzogener Speichel; frische Luft und Liegen wirken verschlimmernd; neigt zu Nasenbluten.

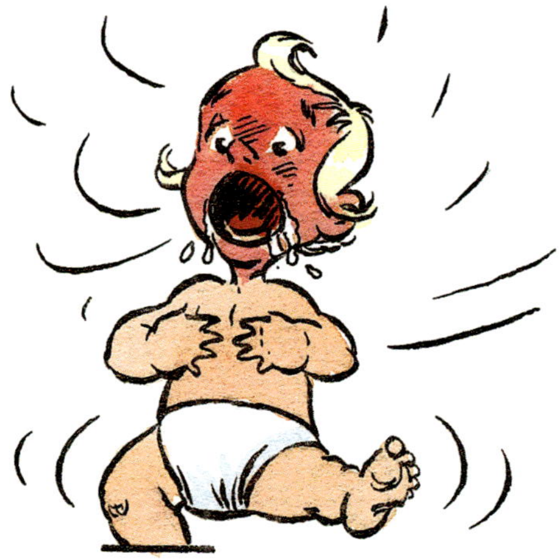

IPECACUANHA D4
Husten mit Schleim, anfallsartig, beklemmend, Übelkeit, Würgen oder Erbrechen; Bewegung und frische Luft wirken verschlechternd; Ruhezustand und Wärme wirken bessernd; reine Zunge, starker Speichelfluß; Schnupfen.

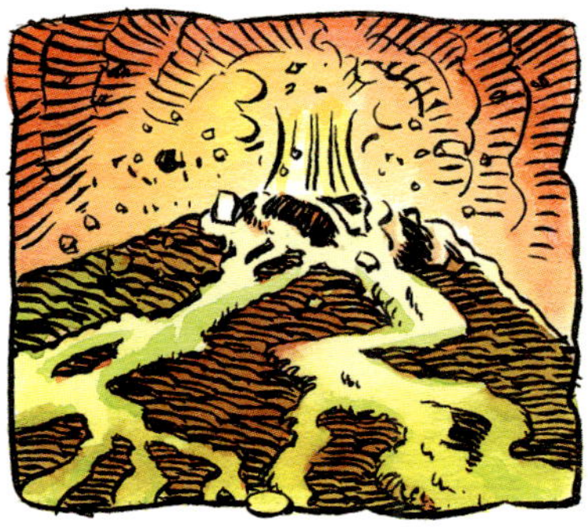

KALIUM BICHROMICUM D4
Starker Husten, einschneidend, rhinopharyngitisch (siehe Seite 54); dickflüssiges Nasensekret, gelb-grün, manchmal Krusten in der Nase; rote Zunge, trocken, glänzend, rissig, klebriger, gelblicher Speichel.

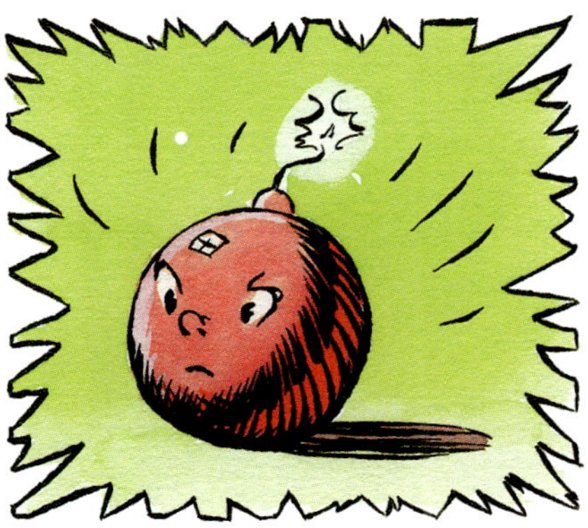

CORALLIUM RUBRUM D4
Starker Husten bei Nacht, explosionsartig, keuchhustenartig, gefolgt von Erbrechen, starkem Speichelfluß und Erschöpfung; rotes Gesicht und erweiterte Pupillen während des Anfalls; mag keine frische Luft, schläft unter der Decke.

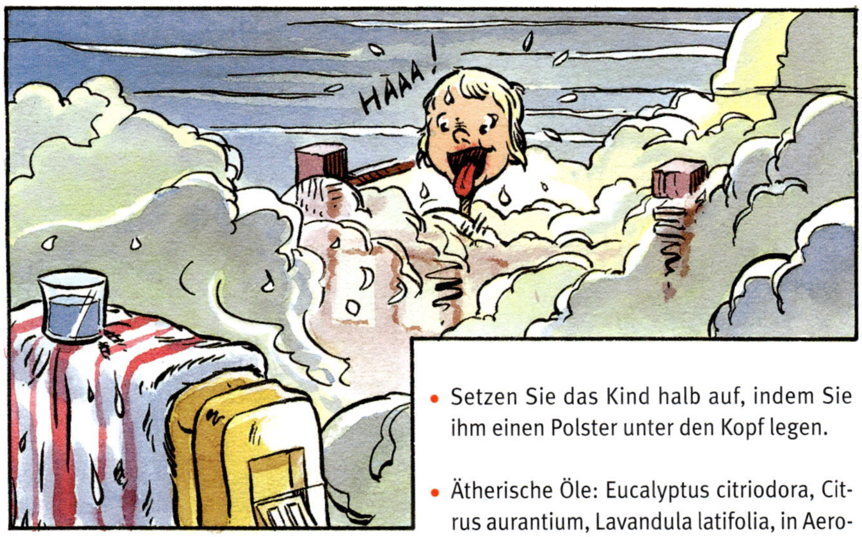

Tipps und Tricks

- Halten Sie die Luftfeuchtigkeit im Kinderzimmer so hoch wie möglich – wechseln Sie oft die nassen Handtücher auf der Heizung (nicht auf die elektrische Heizung legen), Wasserverdunster sind unzureichend, elektrische Luftbefeuchter.
- Sie können mit dem Kind eine Viertel Stunde lang ins Bad gehen und das heiße Wasser laufen lassen.
- Rauchen Sie nicht im Kinderzimmer.
- Setzen Sie das Kind halb auf, indem Sie ihm einen Polster unter den Kopf legen.
- Ätherische Öle: Eucalyptus citriodora, Citrus aurantium, Lavandula latifolia, in Aerosolform oder als Zäpfchen.
- Pflanzenauszüge als Fertigpräparate.
- Pflanzen:
  Glechoma, Klatschmohn, Malve, Quendel, Orangenblüten, Huflattich, als Tee oder „Pectoflorine"
- Homöopathische Komplexmittel:
  Nestman Hustensaft, Tussiflorin, Drosera oligoplex, SeH 55, Ipeco cuanha oligoplex
- Spurenelemente:
  Kupfer, Lithium, Selen.

Das Kind hat Wucherungen (im Volksmund fälschl. Polypen)

Insbesondere bei Kleinkindern tritt dieses Problem häufig auf. Es handelt sich hierbei um eine krankhafte Vergrößerung (Hypertrophie) eines lymphartigen Gewebes, das sich hinter den Nasenhöhlen befindet und den Mandeln und Ganglionen (hier: Knoten!) gleicht. Dieses Gewebe hat eine immunisierende Abwehrfunktion und reagiert auf hohe Beanspruchung.

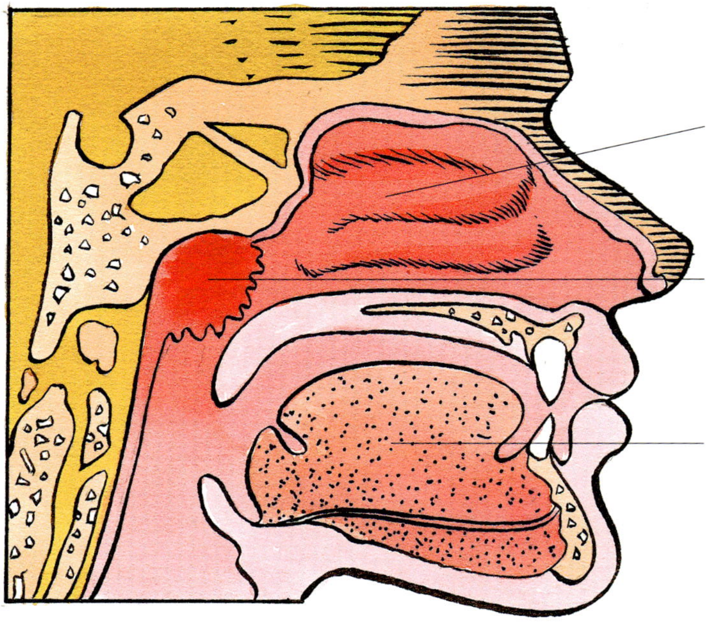

Diagnose

- Die Hypertrophie der Rachenmandeln tritt in folgenden Fällen auf:
  - verstopfte Nase, ständiges Einatmen durch den Mund, verschlechtert sich beim flachen Liegen; das Baby schnarcht und hustet bei Nacht, oft Husten mit Schleim, besser in aufrechter Position oder mit hochgelagertem Kopf.
  - Wiederholte Rhinopharyngitis
  - Häufiges Auftreten von Ohrenentzündungen (das Baby nimmt fast ständig Antibiotika ein)
  - Hörverlust, der sich in Form einer serösen (wässrigen) Ohrenentzündung zeigt: durch die Verstopfung der Eustachischen Röhre wird die Paukenhöhle nur schlecht belüftet.
- Die Diagnose erfolgt durch den Arzt.

Die Gründe

- Die Rachenmandeln vergrößern sich von der Geburt an bis zum 3. oder 4. Lebensjahr. Danach bilden sie sich zurück und verschwinden ab dem 6. bis 10. Lebensjahr.
- Weitere Gründe:
  - sich wiederholende Infektionen und Entzündungen (Rhinopharyngitis ...)
  - zu feuchtes Klima / zu große Luftverschmutzung
  - Einatmung von Zigarettenrauch
  - überheizte Räume, deren Luft ausgetrocknet ist
  - Allergien
  - alle Arten von Wucherungen und Angina, sowie Ohrenentzündungen

Was man tun und was man vermeiden sollte

- Diese Wucherungen sind eine Reaktion auf diverse Krankheitserreger: natürliche Immunisierung des Kindes. Bei der Geburt verfügt das Neugeborene über die Antikörper seiner Mutter. Bis zum 4.–6. Monat bleibt das Kind geschützt. Um seine eigenen Abwehrkräfte zu stärken, muß das Kind mit Viren und Bakterien in Kontakt kommen. Erste Berührungspunkte sind die Nase und der Mund. Aus diesem Grund befinden sich an diesen Stellen die Gaumen- und Rachenmandeln, die die Verteidigungswaffen des Körper produzieren: die sogenannten Antikörper.

- Zu häufige Ansteckungen führen manchmal zur Infektion der Rachenmandeln. Dies fördert wiederum den Ausbruch von Infektionskrankheiten.

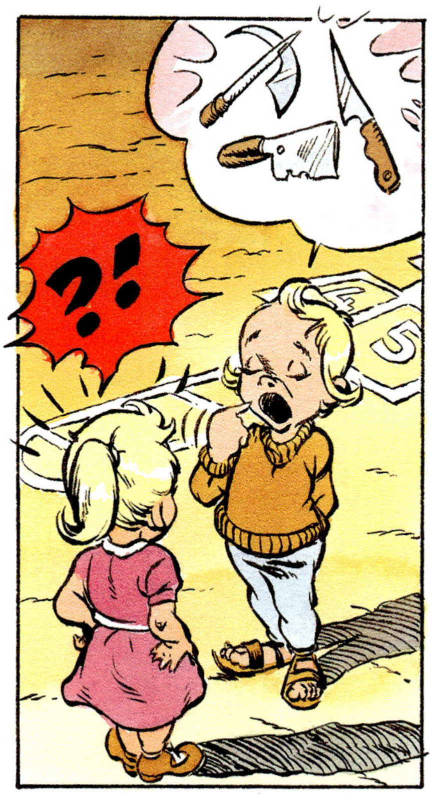

- Es ist nicht immer sinnvoll, die Wucherungen zu entfernen, da diese der körpereigenen Abwehr dienen. Abgesehen davon, können sie niemals vollständig entfernt werden. Aus den Überresten können sich neuerlich Wucherungen bilden.

- Wie bereits erwähnt, bilden sich diese Wucherungen plötzlich wieder zurück. Hat das Baby zwar kein Fieber, aber ständig eine laufende oder verstopfte Nase ohne weitere Symptome, so ist eine Operation nicht nötig.

- Ein operativer Eingriff kann nötig sein, wenn nachstehende Krankheiten mit Hilfe der Homöopathie nicht geheilt werden: ständig eitrige Ohrenentzündungen, Laryngitis, seröse Ohrenentzündung mit Auswirkung auf das Hörvermögen.
  Nach dem Eingriff (nicht im akuten Stadium) ist stets eine intensive homöopathische Behandlung notwendig.

Behandlung

Die Homöopathie ordnet die vergrößerten Gaumen- und Rachenmandeln der Gruppe der Adenoide zu. Die Ganglione im Hals und an anderen Körperstellen werden ebenso behandelt. Für die unbedingt erforderliche Behandlung sollten Sie zu Ihrem Homöopathen gehen. Beachten Sie auch die Kapitel „Das Baby hat Halsweh", „Das Baby hustet" und „Das Baby hat Rhinopharyngitis".

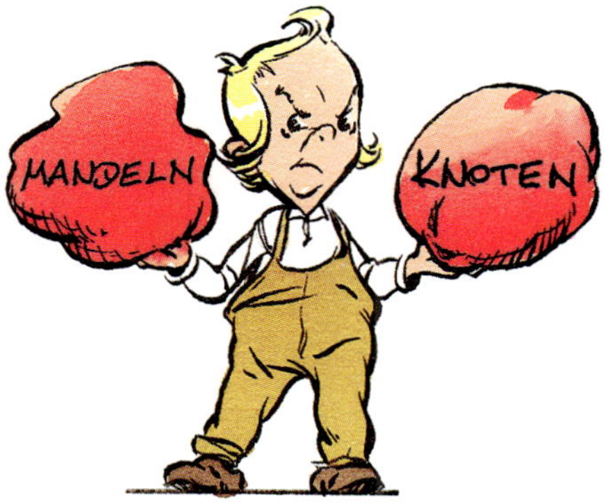

Barium carbonicum D12
Klein, mager; dicker Bauch; vergrößerte Rachenmandeln und Lymphknoten am Hals; nachts Speichelfluß, der Speichel fließt auf den Kopfpolster; Gedächtnisschwund, mangelnde Aufmerksamkeit, schüchtern; fröstelnd und kälteempfindlich; Schnupfen; Husten; Fußschwitzen.

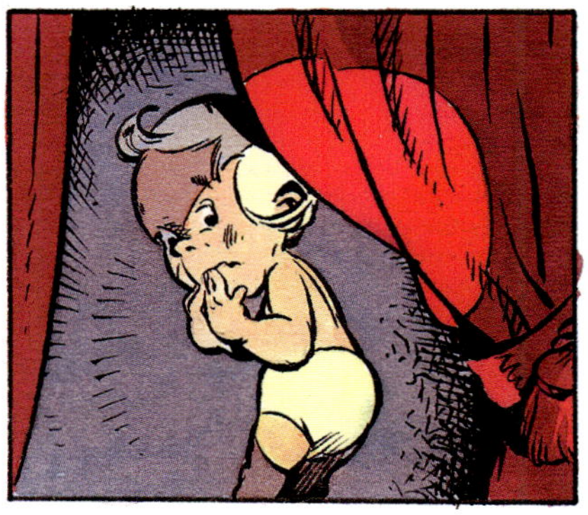

Silicea D12
Schnupfen, Kehlkopfentzündung, Bronchitis, chronisches Asthma; vergrößerte Mandeln, die häufig eitern; jede kleine Wunde infiziert sich; äußerst kälteempfindlich.

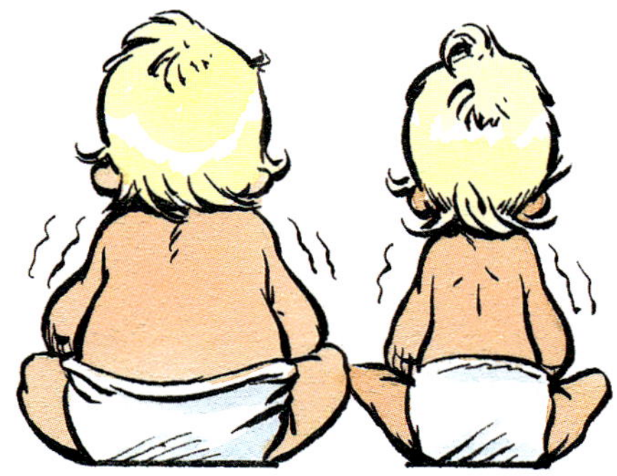

Kalium bichromicum D4
Übergewichtig; träge; fröstelnd; Schnupfen, dickflüssiges, gelbes oder grünes Nasensekret, das Krusten bilden kann; Husten.

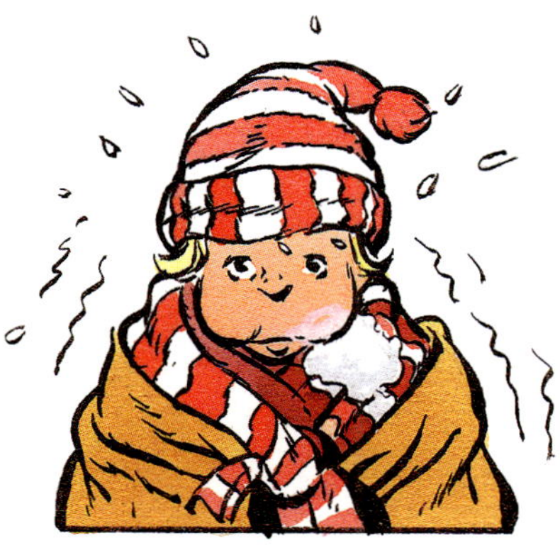

Calcium carbonicum D12
Vergrößerte Mandeln und große Lymphknoten; blaße Haut mit kleinen Blutadern; großer Appetit; rückfällige Rhinopharyngitis, Angina, Ohrenentzündung, Bronchitis; Ekzeme; Sommerzeit und frische Luft wirken bessernd.

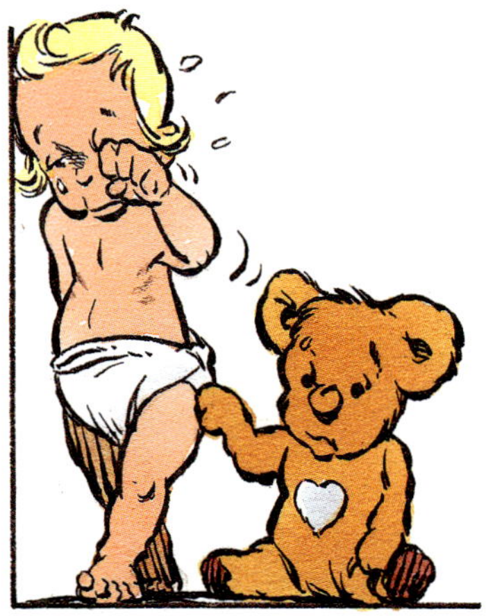

Natrium muriaticum D4
Schnupfen mit flüssigem Nasensekret, tränende Augen; Heuschnupfen und Asthma; mager trotz gesunden Appetits; sehr durstig; Wunsch nach Salz; fettige Haut, trockene Lippen; Ekzeme, Herpes; Rhinopharyngitis.

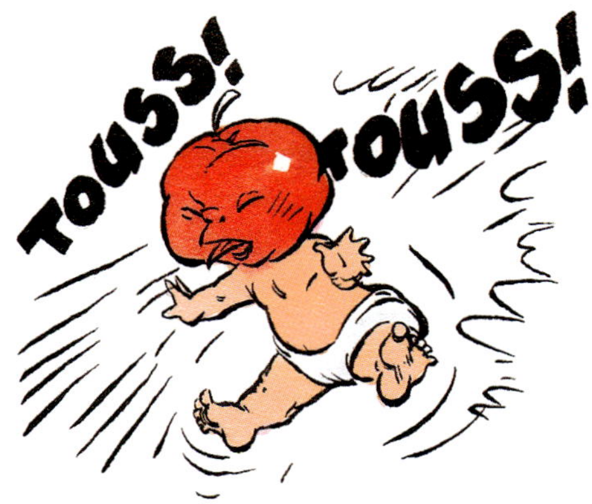

Corallium rubrum D4
Schnupfen, verstopfte Nase oder glasiges Nasensekret; Nasensekret im hinteren Rachenraum; Reizung der Bronchien, des Kehlkopfes, des Rachens, des hinteren Nasenbereiches; starker Husten; kälteempfindliche Rachen und Nasenschleimhäute.

Tipps und Tricks

- Wucherungen können nach Impfungen auftreten: nehmen Sie den entsprechenden Impfstoff folgendermaßen ein: D12 nach Verordnung eine Dosis pro Woche.
- Wenn möglich nach dem Biorhythmus impfen, um Impfschäden zu vermeiden.
- Kam es zu Unverträglichkeiten von Antibiotika bzw. Impfstoff, so verabreichen Sie ein entsprechendes Isotherapeutikum des Antibiotikums bzw. des Impfstoffes in Verbindung mit Nux vomica D4, einen Monat lang 3 Globuli pro Tag.
- Lithotherapie: nativer Schwefel D 8, 1 Ampulle pro Tag, 2 Dreimonatskuren pro Jahr.
- Pflanzen: Rosa canina D1 und Ribes nigrum D1, 20 Tropfen pro Tag.
- Homöopathische Komplexmittel: Lymphomysot
- Spurenelemente: Mangan-Kupfer, Kupfer-Gold-Silber.

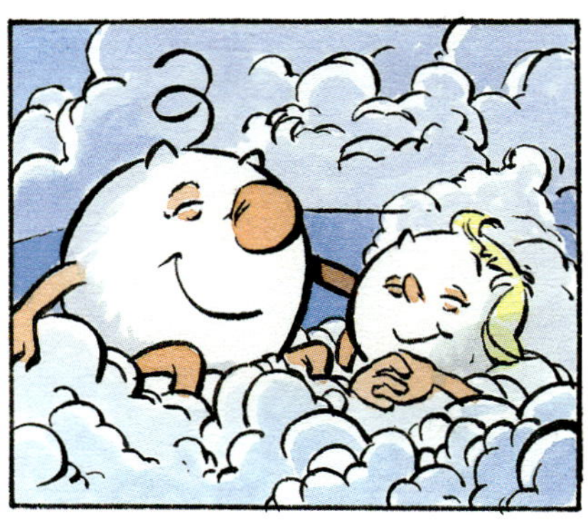

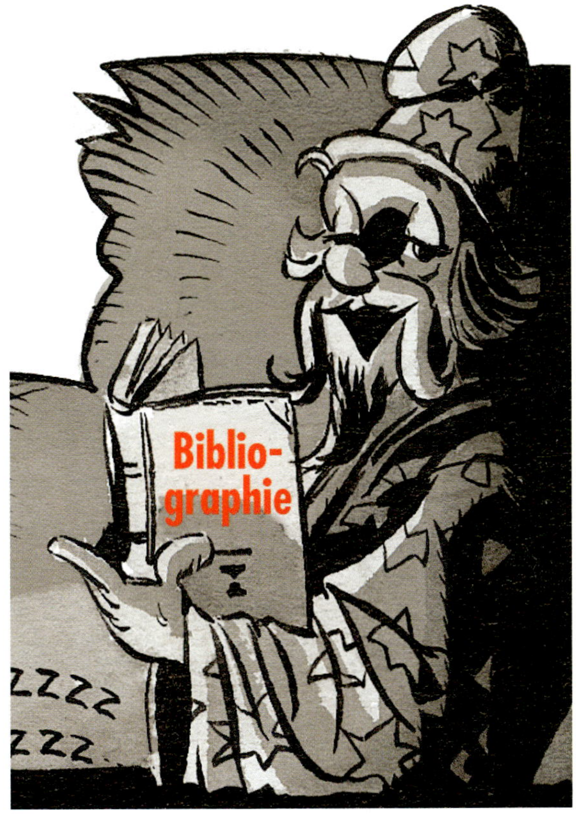

Dr. Charette:
Homöopathische Arzneimittellehre für die Praxis.
Hippohurtes Verlag

Dr. Hahnemann:
Organon der Heilkunst.
Haug Verlag

Dr. Kent:
Repertorium der homöopathischen Arzneimittel.
Haug Verlag

Dr. Dolto:
Ein Kind wird erwartet.
Rex Verlag